Schriftenreihe zur Gesundheitsanalyse – Band 47

BARMER

Pflegereport 2024

Pflegerisiko und Pflegedauer

D1718940

Heinz Rothgang,
Rolf Müller

Impressum

Herausgeber:

BARMER

Postfach 11 07 04

10837 Berlin

Autoren:

Heinz Rothgang,

Rolf Müller,

Universität Bremen, SOCIUM –

Forschungszentrum Ungleichheit

und Sozialpolitik

Abteilung Gesundheit, Pflege und

Alterssicherung

Konzeption, Redaktion und

fachliche Prüfung:

Nadine Markschat, Ursula Marschall,

Nicole Osterkamp, Laura Ostwald,

Isabelle Petrautzki

Design und Realisation:

zweiband.media GmbH, Berlin

Druck und Bindung:

PIEREG Druckcenter Berlin GmbH

Printed in Germany

ISBN: 978-3-946199-97-7

Inhaltsverzeichnis

Vorwort

Das Pflegesystem in Deutschland steht bereits seit vielen Jahren vor enormen Herausforderungen. Dazu zählen unter anderem die stark steigende Zahl der Pflegebedürftigen, die Dauer der Pflege und die kontinuierlich steigenden Kosten. Die Einführung des neuen Pflegebedürftigkeitsbegriffs und die Umstellung von Pflegestufen auf Pflegegrade im Jahr 2017 haben zu einem sehr deutlichen Zuwachs an Pflegebedürftigen geführt. Aber wie hat sich deren Zahl entwickelt? Wie lange sind Betroffene im Schnitt pflegebedürftig? Und was bedeutet das für die soziale Pflegeversicherung? Der vorliegende BARMER Pflegereport 2024 ist diesen und vielen weiteren Fragestellungen nachgegangen. Die Ergebnisse zeigen deutlich, dass weiterhin dringender Reformbedarf besteht.

Der aktuelle Pflegereport zeigt zum einen auf, dass mit der Einführung des neuen Pflegebedürftigkeitsbegriffs der monatliche Anteil neu pflegebedürftiger Menschen zwischen den Jahren 2017 und 2023 signifikant gewachsen ist. Im Vergleich zum Jahr 2016 hat der Anteil der Menschen, die zwei Jahre nach Pflegeeintritt weiterhin pflegebedürftig waren, um rund zehn Prozentpunkte zugenommen. Darüber hinaus hat der Report verschiedene Berechnungen zur durchschnittlichen Pflegedauer unter Berücksichtigung des Eintrittszeitpunkts angestellt. Demnach waren beispielsweise im Jahr 2016 erstmals Betroffene im Schnitt knapp sechs Jahre pflegebedürftig. Bei Menschen, die im Jahr 2022 pflegebedürftig wurden, wird die Pflegedauer nach Berechnungen des Reports im Durchschnitt bei 7,5 Jahren liegen.

Wenn immer mehr Menschen immer länger gepflegt werden müssen, hat das letztlich massive finanzielle Auswirkungen. Nach Berechnungen des Pflegereports sind die durchschnittlichen Ausgaben der sozialen Pflegeversicherung im Lebenslauf einer pflegebedürftigen Person in den vergangenen Jahren um 50 Prozent gestiegen. Trotz einer Beitragssatzsteigerung im Jahr 2023 ist das Finanzkorsett der sozialen Pflegeversicherung so eng geworden, dass in jüngster Vergangenheit Warnungen vor einer Zahlungsunfähigkeit laut wurden. Dazu tragen auch versicherungsfremde Leistungen bei, die die soziale Pflegeversicherung schultern muss. Ebenso belasten sie die bisher nicht vollständig aus

Steuermitteln ausgeglichenen Pandemiekosten in Milliardenhöhe. Bundesgesundheitsminister Karl Lauterbach hat eine Pflegereform angekündigt. Diese ist dringend erforderlich, in Anbetracht der geradezu erdrückenden Probleme in der Pflege. Eine weitere Herausforderung sind zudem die fortlaufend steigenden Eigenanteile für die stationäre Pflege. Die bisher ergriffenen Maßnahmen der Politik haben zu massiven Mehrkosten für die soziale Pflegeversicherung geführt, aber nicht dazu beigetragen, den schnellen Anstieg effektiv zu begrenzen. Darüber hinaus herrscht auch in der Pflege nach wie vor Fachkräftemangel. Trotz der Tariftreueregelung seit September 2022 und der überproportional gestiegenen Löhne in der Pflege besteht hier weiter Handlungsbedarf. Es bleibt abzuwarten, welche Reformschritte bis zur Bundestagswahl noch möglich sind. Spätestens in der kommenden Legislaturperiode muss die Mammutaufgabe bewältigt werden, die stationäre und ambulante Pflege insgesamt zukunftssicher auszugestalten. Der vorliegende BARMER-Report liefert mit seinen Auswertungen für die anstehenden Debatten wichtige Impulse.

Mein Dank gilt an dieser Stelle den Autoren des Pflegereports, Prof. Dr. Heinz Rothgang und Dr. Rolf Müller von der Universität Bremen. Den Leserinnen und Lesern wünsche ich eine ebenso spannende wie erkenntnisreiche Lektüre des Reports.

Prof. Dr. med. Christoph Straub
Vorstandsvorsitzender der BARMER
Berlin, im November 2024

Zusammenfassung

Die Weiterentwicklung der Pflegeversicherung 2023/2024

Da es im Berichtszeitraum keine große Pflegereform gegeben hat, wird in Kapitel 1 dieses Pflegereports zunächst über die bereits erkennbaren Effekte der im September 2022 in Kraft getretenen sogenannten Tariftreueregelung und der im Pflegeunterstützungs- und -entlastungsgesetz (PUEG) zum 1. Januar 2024 angepassten Leistungszuschläge zu den Eigenanteilen in der vollstationären Pflege berichtet. Zudem wird der Stand der Debatte um die notwendige Finanzreform sowie der Kabinettsbeschluss zu einem Pflegefachassistenzeinführungsgesetz thematisiert.

Tariftreueregelung

Seit dem 1. September 2022 werden Versorgungsverträge nur mit Einrichtungen abgeschlossen, die tarifgebunden sind, ihre Mitarbeitenden in Anlehnung an einen Tarifvertrag oder zumindest entsprechend dem regional üblichen Entlohnungsniveau entlohnen. Ziel dieser Norm war es, zum einen die Tarifbindung zu stärken und zum anderen zum Anstieg der Löhne in der Altenpflege beizutragen, der als notwendig angesehen wird, um die Attraktivität des Altenpflegeberufs zu erhöhen. Da die Ergebnisse der in Auftrag gegebenen umfassenden Evaluation dieser Regelung noch nicht vorliegen, können derzeit nur punktuelle Informationen zur Bewertung der Effekte herangezogen werden. Dabei zeigt sich, dass eine Stärkung der Tarifbindung nur in sehr geringem Umfang erreicht werden konnte. Die Mehrheit der bislang tarifungebundenen Einrichtungen hat sich vielmehr für die dritte Option entschieden und zahlt nunmehr Entlohnungen entsprechend dem regional üblichen Entlohnungsniveau.

Tariftreueregelung hat Steigerung der Löhne in der Altenpflege bewirkt

Größere Effekt sind dagegen beim Lohnniveau erkennbar. Bereits in den letzten acht Jahren sind die Löhne in der Altenpflege mehr als doppelt so stark gestiegen wie im Rest der Wirtschaft. Im Zeitraum von Dezember 2021 bis Dezember 2023, der den Zeitpunkt des Inkrafttretens der Tariftreueregelung umschließt, ist das Lohnniveau für Fachkräfte und Helferinnen und Helfer in der Altenpflege um 17 beziehungsweise 24 Prozent gestiegen, während der Anstieg in der Krankenpflege wie auch im Rest der Wirtschaft nur bei sechs bis zwölf Prozent gelegen hat. Hier sind Effekte der Regelung deutlich erkennbar.

Eigenanteile in der Heimpflege

Wie bereits in den letzten Pflegereporten vorausberechnet, sind die Eigenanteile in der vollstationären Pflege erheblich gestiegen und haben die Leistungsverbesserungen durch die Einführung der Leistungszuschläge zu den Eigenanteilen zum 1. Januar 2022 und deren Anhebung zum 1. Januar 2024 überkompensiert. Bereits im 4. Quartal 2023 lagen die bundesdurchschnittlich privat aufzubringenden monatlichen Gesamteigenanteile mit 2.254 Euro oberhalb der 2.224 Euro, die im Bundesdurchschnitt im Oktober 2021, also vor Einführung der Leistungszuschläge, aufzubringen waren. Bis zum Juli 2024 ist dieser Wert um weitere rund 100 Euro gestiegen und liegt dann bei 2.351 Euro – und das trotz der Leistungsanpassung im Januar 2024. Gemäß eigenen Vorausberechnungen ist bis Oktober 2027 mit einem Anstieg dieses monatlichen Durchschnittswertes um weitere mehr als 300 Euro zu rechnen, auf dann 2.688 Euro.

Eigenanteile in der Heimpflege steigen weiter – trotz Leistungsanpassungen

Finanzreform

Da die ergriffenen Maßnahmen nicht in der Lage sind, den schnellen Anstieg der Eigenanteile zu begrenzen, ist erneut eine effektive Begrenzung dieser Eigenanteile durch Einführung einer Vollversicherung oder zumindest einer festen Obergrenze gefordert worden. In diesem Zusammenhang stellt sich immer auch die Frage der Refinanzierung der entstehenden höheren Ausgaben der Pflegeversicherung. Hierzu war im Koalitionsvertrag die Einrichtung einer Expertenkommission angekündigt worden. Diese wurde allerdings nie eingerichtet. Stattdessen hat eine interministerielle Arbeitsgruppe beraten und in diesem Rahmen zwei 90-minütige Expertenanhörungen durchgeführt und ein Gutachten in Auftrag gegeben. Das IGES-Gutachten berechnet allerdings lediglich die Kostenfolgen verschiedener Handlungsalternativen und auch der Bericht der Bundesregierung geht nicht über eine Wiedergabe dieser Berechnungen hinaus. Ursache hierfür ist, dass sich die Koalition – nach Aussagen des Bundesgesundheitsministers – nicht auf eine Lösung einigen kann. Vor diesem Hintergrund sind die letzten Äußerungen des Ministers, dass er noch im Herbst einen Vorschlag machen werde, bemerkenswert.

Regierung sieht die Notwendigkeit einer Finanzreform, kann sich bislang aber nicht auf Maßnahmen einigen

Pflegefachassistenzeinführungsgesetz

Geplante Einführung einer bundeseinheitlichen Pflegeassistenzausbildung ermöglicht qualifikationsgerechte Arbeitsorganisation

Im Gegensatz zur Stagnation in Fragen der Finanzreform ist die Debatte um die Einführung einer bundeseinheitlichen Fachassistenzeinführung mit der Vorlage eines entsprechenden Kabinettsbeschlusses deutlich weiter vorangeschritten. Mit diesem Gesetz sollen die bislang 27 vorhandenen Regelungen in 16 Bundesländern, die die Binnenmobilität ebenso hemmen wie die Anerkennung von im Ausland erworbenen Qualifikationen, durch eine bundeseinheitliche Regelung abgelöst werden. Eine solche bundeseinheitliche Regelung und damit die Schaffung eines neuen und einheitlichen Kompetenzprofils für die Pflegefachassistenz ist letztlich auch Voraussetzung dafür, Aufgaben zwischen Fach- und Assistenzkräften künftig anders und qualifikationsorientiert zu verteilen. Eine entsprechende Organisationsentwicklung wiederum ist Voraussetzung dafür, dass der neue Qualifikationsmix in der Personalausstattung von Pflegeheimen, der mit der Umsetzung des neuen Personalbemessungsverfahrens schrittweise erfolgt, zu guten Ergebnissen, nämlich einer Steigerung der Pflegequalität und der Arbeitszufriedenheit der Pflegekräfte, führen kann.

Pflege im Spiegel der Statistik
Pflegebedürftige

Zahl der Erstbegutachtungen mit Pflegegrad 1 weiterhin steigend

Nach Angaben der Pflegestatistik stieg die Zahl der Pflegebedürftigen von 2019 bis 2021 um 20,2 Prozent. Ausweislich der hochgerechneten BARMER-Daten erfolgte im Zeitraum von 2021 bis 2023 ein weiterer Anstieg um 16,2 Prozent. Damit liegt der Anstieg sogar noch etwas höher als in der Projektion im Pflegereport 2021. Bei den hochgerechneten BARMER-Daten zeigen sich Steigerungsraten von 28,8 Prozent bei Pflegegrad 1, 15,5 Prozent bei Pflegegrad 2 und 17,9 Prozent bei Pflegegrad 3. Bei den Pflegegrad 4 fiel der Anstieg mit 8,3 Prozent deutlich geringer aus und war bei Pflegegrad 5 sogar minimal rückläufig.

Dass der Zugang vermehrt durch Pflegebedürftige mit geringem Pflegegrad erfolgt, wird auch aus der Begutachtungsstatistik des Medizinischen Dienstes (MD) und der Knappschaft deutlich. Dabei haben rund 257.000 Personen im Jahr 2017 aber schon 376.000 Personen im Jahr 2023 den Pflegegrad 1 erhalten.

Pflegebedürftige: Ländervergleich

Nach der Pflegestatistik waren im Dezember 2021 fast 6,0 Prozent der Bevölkerung pflegebedürftig. Auch standardisiert auf die Bundesbevölkerung – also unabhängig von der Alters- und Geschlechterverteilung – zeigen sich in den Bundesländern Bayern mit 4,7 Prozent, Baden-Württemberg (5,1 Prozent), Schleswig-Holstein (5,2 Prozent), Hamburg (5,6 Prozent), Berlin (5,7 Prozent) und Rheinland-Pfalz (5,9 Prozent) geringere Prävalenzen als im restlichen Bundesgebiet. Die Unterschiedlichkeit zwischen den Bundesländern ist also beachtlich

geringste Pflegeprävalenz in Bayern

Ambulante Dienste: Ländervergleich

Im Jahr 2021 sind von den ambulanten Pflegediensten in Deutschland 67,8 Prozent in privater Trägerschaft. Einen noch höheren Anteil gibt es vor allem in Berlin (81,3 Prozent), Hamburg (76,2 Prozent) und Hessen (76,3 Prozent).

Von den Beschäftigten in ambulanten Pflegediensten sind 28,2 Prozent in Vollzeit tätig. Dabei zeigen sich in den meisten ostdeutschen Bundesländern überdurchschnittliche Quoten: Brandenburg (33,6 Prozent), Mecklenburg-Vorpommern (30,6 Prozent), Sachsen (26,2 Prozent), Sachsen-Anhalt (32,8 Prozent) und Thüringen (32,2 Prozent). Bei einer in Westdeutschland leicht steigenden und einer in Ostdeutschland leicht sinkenden Vollzeitbeschäftigtenquote gleichen sich die Verhältnisse tendenziell an. Die Varianz der Vollzeitquote deutet darauf hin, dass diese durchaus gestaltbar ist; ihr insgesamt niedriges Niveau zeigt das Potenzial, durch Erhöhung dieser Quote einen Beitrag zur Reduktion von Personallücken zu leisten.

Vollzeitbeschäftigtenquote in den ambulanten Pflegediensten bei 28 Prozent – in Ostdeutschland überwiegend höher

Zur Erfassung des Verhältnisses von Pflegekräften zu Pflegebedürftigen wurde die Arbeitszeit der Pflegekräfte in Vollzeitäquivalente (VZÄ) umgerechnet. Demnach sind je 100 versorgte Pflegebedürftige in Deutschland 14 Pflegefachkräfte, drei Pflegehilfskräfte mit Ausbildung und acht Pflegehilfskräfte ohne Ausbildung tätig. Ein höherer Versorgungsgrad durch Pflegefachkräfte findet sich in Baden-Württemberg, Bayern und Berlin mit jeweils 15 Fachkräften (VZÄ). Eine hohe Hilfskraftquote je 100 versorgte Pflegebedürftige findet sich in Berlin mit vier VZÄ mit Ausbildung und 21 VZÄ ohne Ausbildung und in Brandenburg mit vier VZÄ mit Ausbildung und 12 VZÄ ohne Ausbildung.

Pflegeheime: Ländervergleich

Im Jahr 2021 sind von den Pflegeheimen 42,7 Prozent in privater Trägerschaft. Diese Quote ist niedriger als bei den ambulanten Pflegediensten. In Schleswig-Holstein (63,4 Prozent), Niedersachsen (61,0 Prozent) und Hamburg (52,7 Prozent) ist der Anteil der privaten Pflegeheime deutlich höher.

Vollzeitbeschäftigten-quote in Pflegeheimen bei 29 Prozent – in Ostdeutschland niedriger

In Pflegeheimen liegt der Anteil der Vollzeitbeschäftigten mit 29,1 Prozent nur wenig höher als im ambulanten Bereich. Anders ist dagegen die regionale Verteilung. Spitzenreiter sind hierbei das Saarland (44,4 Prozent), Berlin (40,2 Prozent) und Hamburg (39,6 Prozent). Die ostdeutschen Länder haben sogar unterdurchschnittliche Vollzeitbeschäftigtenquoten. Kompensatorisch ist hier eine deutlich höhere Quote bei den Teilzeitbeschäftigten mit über 50 Prozent der Regelarbeitszeit festzustellen.

hohe Fachkraftquote in Baden-Württemberg

Das Verhältnis von Pflegekräften zu Pflegebedürftigen liegt im vollstationären Pflegeheim höher als in der ambulanten Pflege. Im vollstationären Pflegeheim sind es 26 Pflegefachkräfte, sieben Pflegehilfskräfte mit Ausbildung und 22 Pflegehilfskräfte ohne Ausbildung (gemessen in VZÄ) je 100 versorgte Pflegebedürftige. Der Versorgungsgrad schwankt zwischen 22 Pflegefachkräften in Brandenburg und Schleswig-Holstein und 30 in Baden-Württemberg. Bei den Pflegehilfskräften mit Ausbildungen gibt es Schwankungen von fünf Pflegehilfskräften mit Ausbildung in Sachsen und Thüringen und neun in Bremen, Mecklenburg-Vorpommern und Sachsen-Anhalt. Bei den Pflegehilfskräften ohne Ausbildung schwankt die Zahl zwischen 19 VZÄ in Sachsen-Anhalt und 24 VZÄ in Sachsen und Thüringen.

Finanzierung

Einnahmen der sozialen Pflegeversicherung von 36,1 Mrd. Euro auf 61,0 Mrd. Euro gestiegen

Die Einnahmen der sozialen Pflegeversicherung sind von 36,10 Milliarden Euro im Jahr 2017 auf 61,01 Milliarden Euro im Jahr 2023 um 24,91 Milliarden Euro (= 69,0 Prozent) gestiegen. Der Anstieg ist primär auf die Anhebungen des Beitragssatzes zurückzuführen. Zum 1. Januar 2017 lag der Beitragssatz bei 2,55 Prozent (2,8 Prozent für Kinderlose) und wurde zum 1. Januar 2019 auf 3,05 Prozent (3,3 Prozent für Kinderlose, ab 2022: 3,4 Prozent) erhöht. Mit dem PUEG wurde der Beitragssatz zum 1. Juli 2023 auf 3,4 Prozent festgelegt, wobei der Beitragssatz für kinderlose Versicherungsmitglieder ab dem 23. Lebensjahr auf 4,0 Prozent festgesetzt wurde. Je nach Anzahl der Kinder bis zum Alter von

25 Jahren gibt es Abschläge auf den allgemeinen Beitragssatz. Einen weiteren Anteil an der Steigerung haben die Sonderzahlungen im Rahmen der Coronapandemie, die im Jahr 2023 aber wieder rückläufig waren. Die Leistungsausgaben sind von 35,5 Milliarden Euro im Jahr 2017 auf 56,91 Milliarden Euro im Jahr 2023 gestiegen. Die Defizite aus den Jahren 2021 und 2022 konnten durch die Beitragsanpassung teilweise wieder ausgeglichen werden.

Die private Pflegeversicherung nimmt weiterhin weitaus mehr Geld durch die Prämienzahlungen ein, als sie für Leistungen ausgibt. Im Jahr 2022 wurden nur 47,9 Prozent der Beitragseinnahmen für Leistungen aufgewendet. Der Kapitalstock der Altersrückstellungen beläuft sich inzwischen auf 49,2 Milliarden Euro. Der Mittelbestand in der sozialen Pflegeversicherung beläuft sich hingegen zum Jahresende 2023 auf 6,9 Milliarden Euro.

Das Verhältnis von Empfängern von „Hilfe zur Pflege" innerhalb von Einrichtungen zu Pflegebedürftigen in vollstationären Einrichtungen ist von 28,5 Prozent im Jahr 2017 auf 33,2 Prozent im Jahr 2021 gestiegen. Auf 100 Pflegebedürftige, die durch einen ambulanten Pflegedienst versorgt werden, kamen im Jahr 2017 knapp sieben und im Jahr 2021 fünf Pflegebedürftige mit „Hilfe zur Pflege".

Anteil der Empfänger von Hilfe zur Pflege in Pflegeheimen ist von 2017 bis 2021 um annähernd 5 Prozentpunkte gestiegen

Hauptfinanzier der Leistungsausgaben für Pflegebedürftige ist weiterhin die soziale Pflegeversicherung mit 88,6 Prozent der Anteile an den öffentlichen Ausgaben und 71,0 Prozent der Gesamtausgaben.

Schwerpunkt: Pflegerisiko und Pflegedauer

Die Zahl der Pflegebedürftigen steigt stetig weiter an. Inwieweit dies zu einer Belastung des Versorgungssystems wird, hängt auch davon ab, wie lange die Pflegebedürftigen welche Pflegegrade und damit einen entsprechenden Versorgungsbedarf haben. Mit der Einführung des neuen Pflegebedürftigkeitsbegriffs und der damit verbundenen Umstellung von Pflegestufen auf Pflegegrade haben sich aber die Rahmenbedingungen grundlegend gewandelt, und der Anstieg der Zahl der Pflegebedürftigen hat noch einen weiteren Impuls erhalten. Ziel des Schwerpunktkapitels ist es daher, die aktuellen Determinanten von Pflegeinzidenz, Pflegeprävalenz und Pflegedauer und die aktuellen Entwicklungen detaillierter zu beschreiben.

Pflegeeintritt

Die monatliche Pflegeinzidenz – also der Anteil derer, die pflegebedürftig werden, an denen die noch nicht pflegebedürftig sind – liegt in den Jahren 2017 bis 2021 bei 0,11 Prozent. In den Jahren 2022 und 2023 ist die monatliche Pflegeinzidenz auf 0,12 und 0,13 Prozent angestiegen. Während sie bei jüngeren Menschen im Durchschnitt der Beobachtungsjahre bei 0,03 Prozent bei den Kindern und 0,02 Prozent bei den Jugendlichen und Erwachsenen bis zum Alter von 59 Jahren liegt, werden von den über 85-Jährigen 1,92 Prozent monatlich pflegebedürftig.

Eine Vielzahl von Erkrankungen ist in der Literatur mit Pflegebedürftigkeit in Zusammenhang gebracht worden. Bei Vorliegen jeder genannten Erkrankung ist die Pflegeinzidenz höher als bei der Population ohne die jeweilige Erkrankung. Erkrankungen und Zustände, die sowohl in der deskriptiven Betrachtung als auch im Regressionsmodell als besonders starke Determinanten der Pflegeinzidenz hervortreten, sind Dehydration, Mangelernährung, Stuhlinkontinenz, Demenz, Femurfraktur und Down-Syndrom.

Pflegeprävalenz

typische pflegebegründende Diagnosen

Die Wahrscheinlichkeit, pflegebedürftig zu sein (Pflegeprävalenz), ist analog zur Wahrscheinlichkeit der Pflegeinzidenz altersabhängig. Von den Menschen im Alter bis unter 60 Jahren sind weniger als zwei Prozent pflegebedürftig. Im Alter über 85 Jahren ist es mehr als jeder Zweite. Eine Pflegeprävalenz von um 50 Prozent und mehr zeigt sich bei Vorliegen folgender Erkrankungen und Zuständen: Dekubitus, Immobilität, Stuhlinkontinenz, Lähmungen, Dehydration, Mangelernährung, Parkinson, Demenz, Hirnblutung, Femurfraktur, Intelligenzminderung und Down-Syndrom.

Pflegedauer

In den bisher vorliegenden Studien sind verschiedene Verfahren angewandt worden, um die Dauer der Pflege- und Hilfsbedürftigkeit zu erfassen. Diese kommen aufgrund der jeweils gewählten Abgrenzung des betrachteten Personenkreises und der Methodik zur Erfassung von Dauern zu unterschiedlichen Ergebnissen. Vielfach sind auch Zeiten erfasst worden, in denen die Personen nicht pflegebedürftig im Sinne des SGB XI waren.

Auf Grundlage der BARMER-Daten sind drei verschiedene Messmethoden angewandt worden, um die Entwicklung in der Dauer der Pflegebedürftigkeit zu bestimmen: Erstens wurde retrospektiv die Zeit in Pflegebedürftigkeit von Verstorbenen betrachtet, zweitens wurden bisherige Pflegedauern zu einem Stichtag erfasst und drittens wurden Pflegedauern prospektiv mittels der Sterbetafelmethode kalkuliert. Alle Methoden haben ihre Berechtigungen, wenn sie sich auf die Fragestellungen beziehen, die sie beantworten können. Dabei generieren allerdings nur die retrospektive und die Sterbetafelmethode valide Aussagen über die Dauer von Pflegebedürftigkeit, die sich darin unterscheiden, ob sie sich auf vergangene Zeiten oder die Zukunft beziehen. Aussagen über aktuell Pflegebedürftige, die sich aus der zweiten Methode ableiten lassen, sind dagegen im stationären Sektor relevant zur Abschätzung der Kosten der Leistungszuschläge nach § 43c SGB XI.

retrospektive, stichtagsbezogene und prospektive Methodik

Aus der Stichtagsmethode ergeben sich in den Jahren 2017 bis 2023 relativ konstant für jeweils aktuell Pflegebedürftige bisherigen Zeiten in Pflegebedürftigkeit von 57 bis 58 Monaten. Die mittlere bisherige Pflegedauer im Pflegeheim liegt für jeweils aktuell Bewohnende bei etwa 38 bis 40 Monate. Diese bisherige Dauer ist allerdings in den Jahren von 2020 bis 2023 von 40,3 Monate auf 37,8 Monate leicht rückläufig.

durchschnittliche aktuelle Pflegedauer im Pflegeheim bei 38 bis 40 Monate

Der Anteil der Verstorbenen, die überhaupt pflegebedürftig geworden sind, ist von 68,1 Prozent im Jahr 2016 auf 78,0 Prozent im Jahr 2023 gestiegen. Für diejenigen, die jemals pflegebedürftig geworden sind, ist die Zeit in Pflegebedürftigkeit von 3,3 Jahre im Jahr 2016 auf 3,9 Jahre im Jahr 2023 gestiegen. Die durchschnittliche Zeit in Pflegebedürftigkeit lag für alle verstorbenen Versicherten – also unabhängig davon, ob sie vorher pflegebedürftig waren oder nicht – im Jahr 2016 bei 2,2 Jahren und im Jahr 2023 bei 3,0 Jahren mit immer noch steigender Tendenz. Die im Lebenslauf verbrachten Zeiten in vollstationärer Pflege blieben dabei auch betrachtet für alle verstorbenen Versicherten relativ konstant bei rund neun bis zehn Monate und waren in den Jahren 2020 bis 2023 tendenziell leicht rückläufig. Die Zunahme erfolgte insbesondere mit Zeiten mit Pflegegeldbezug von 10,1 Monate auf 15,1 Monate und Zeiten ohne Hauptleistungen der Pflegeversicherung von 0,2 Monate auf 2,6 Monate.

Zeiten im Pflegegeldbezug von Verstorbenen von 10,1 auf 15,1 Monate gestiegen

Korrespondierend zu den Auswertungen der Sterbekohorten erhöhen sich die Survivorfunktionen für die Eintrittskohorten über die Beobachtungsjahre. Die in Pflegebedürftigkeit verbrachte Lebenszeit steigt dabei insbesondere mit der Einführung des neuen Pflegebedürftigkeitsbegriffs und der damit verbundenen Umstellung von Pflegestufen auf Pflegegrade an. So lag der Anteil der weiterhin pflegebedürftigen Personen für die Inzidenzkohorte 2016 nach 24 Monate bei 62,7 Prozent und in den nachfolgenden Inzidenzkohorten von 2017 bis 2022 bei 68,9 bis 72,3 Prozent. Bei der retrospektiven Betrachtung werden für das Jahr 2022 für jemals Pflegebedürftige 3,8 Jahre in Pflegebedürftigkeit ermittelt und in der prospektiven Betrachtung fast doppelt so lange Zeiten, nämlich 7,5 Jahre für alle Pflegeeintritte des Jahres. Der Vergleich der mit beiden Methoden errechneten Ergebnisse zeigt damit einen eindeutigen Trend zu immer längeren Pflegedauern auf. In der retrospektiven Variante gibt es eine Steigerung von 3,3 Jahre im Sterbejahr 2016 auf 3,8 Jahre im Sterbejahr 2022 und in der prospektiven Variante eine Steigerung von 5,7 Jahre auf 7,5 Jahre.

Pflegeversicherungsleistungen im Lebensverlauf

Um die Entwicklungen der Versicherungsleistungen im Lebensverlauf darzustellen, wurden die Summen der Versicherungsleistungen für die aktuelle Sterbekohorte mit derjenigen der aktuellen Inzidenzkohorte verglichen. Während für die retrospektive Betrachtung die erfassten Zeiten von Verstorbenen in den einzelnen Versorgungsarten zugrunde gelegt werden, werden für die prospektive Betrachtung die Verteilungen der Versorgungsarten aller im Jahr 2023 pflegebedürftigen Personen auf die kalkulierten Pflegedauern der im Jahr 2023 inzident pflegebedürftigen Personen angewandt. Um eine Kostenkalkulation vorzunehmen, welche die retrospektive und prospektive Methodik vergleichbar macht, wurden in beiden Methoden mit den Leistungssummen aus dem Jahr 2023 kalkuliert. Dazu wurden für das Jahr 2023 alle Versicherungsleistungen je pflegebedürftige Person und Versorgungsart zusammengefasst. Es wurde somit für jeden Monat für alle Pflegebedürftigen in den einzelnen Versorgungsarten die durchschnittliche Leistungssumme ermittelt, die sich für sie aus den BARMER-Daten ergeben hat.

Nach der Hochrechnung mit den BARMER-Daten sind im Jahr 2023 für Pflegebedürftige, die im jeweiligen Monat keine Hauptpflegeleistungen erhalten haben, im Durchschnitt monatlich 70 Euro gezahlt worden. Für Pflegebedürftige im Pflegegeldbezug entstanden monatliche Ausgaben von 678 Euro, für Pflegebedürftige im Sachleistungsbezug waren es 1.038 Euro, für Pflegebedürftige in Behinderteneinrichtungen 329 Euro und für Pflegebedürftige in vollstationärer Dauerpflege 2.143 Euro. Multipliziert mit den Dauern in den einzelnen Versorgungsarten der Verstorbenen des Jahres 2023 ergibt sich daraus eine Gesamtsumme an Versicherungsleistungen von knapp 50.000 Euro. In der prospektiven Kalkulation der Zeiten in Pflegebedürftigkeit wurden zuletzt siebeneinhalb Jahre beziehungsweise 90 Monate ermittelt. Für die projizierten Zeiten inzident Pflegebedürftiger des Jahres 2023 wurden die beobachtbaren Inanspruchnahmequoten der einzelnen Leistungen durch Gesamtheit aller Pflegebedürftigen des Jahres 2023 zugrunde gelegt. Werden die durchschnittlichen monatlichen Leistungssummen mit den einzelnen Inanspruchnahmequoten und den projizierten Zeiten in Pflegebedürftigkeit inzident Pflegebedürftiger des Jahres 2023 multipliziert, resultieren daraus Leistungsausgaben im Lebensverlauf von rund 76.000 Euro je pflegebedürftige Person. Damit haben sich die gesamten Leistungsausgaben im Lebensverlauf je pflegebedürftige Person um mehr als 50 Prozent erhöht.

Die Zeiten in Pflegebedürftigkeit haben sich im Vergleich der verstorbenen Pflegebedürftigen und der inzident Pflegebedürftigen des Jahres 2023 verdoppelt. Die Leistungssummen haben hingegen (in Preisen und nach dem Leistungskatalog von 2023) nur um 50 Prozent erhöht. Dies ist vor allem dadurch begründet, dass die meiste der zusätzlichen Zeit in Pflegebedürftigkeit in geringeren Pflegegraden und im Pflegegeldbezug verbracht wird.

Pflegeversicherungs-leistungen für 2023 inzident Pflegebedürftige um 50 Prozent höher als für 2023 verstorbene Pflegebedürftige

Einleitung

Pflegesicherungssysteme sind der jüngste Zweig des Wohlfahrtsstaats. Wie Gesundheitssysteme müssen sie drei Funktionen erfüllen: Finanzierung, Leistungserbringung und Regulierung. Bei der Finanzierungsfunktion geht es darum, die finanziellen Ressourcen bereitzustellen, die das System benötigt, um Langzeitpflege zu finanzieren. In Deutschland sind diesbezüglich die Pflegeversicherung, die Sozialhilfe und die privat aufgebrachten Eigenmittel als wichtigste Finanzierungsquellen zu benennen. Während die Leistungserbringung im Gesundheitssystem praktisch ausschließlich durch Gesundheitseinrichtungen und entsprechend ausgebildetes Gesundheitspersonal erfolgt, sind in der Langzeitpflege neben den formellen Anbietern von Pflegeleistungen auch die informellen Strukturen zu betrachten. Die Regulierung von Finanzierung und Leistungserbringung wiederum erfolgt in der Langzeitpflege ebenso wie im Gesundheitssystem durch den Gesetz- und Verordnungsgeber, auf Bundes- und Landesebene, aber auch durch die gemeinsame Selbstverwaltung von Leistungsanbietern und Finanzierungsträgern, konkret: die Vertragspartner nach § 113 SGB XI. In diesem Pflegereport wird über die Entwicklung in allen drei Dimensionen berichtet.

Kapitel 1: Weiterentwicklung der Pflegeversicherung

Kapitel 1 widmet sich der Weiterentwicklung der Pflegeversicherung im letzten Jahr und analysiert insbesondere die bislang erkennbaren Effekte des 2022 eingeführten sogenannten „Tariftreuegrundsatzes", die Wirkungen der zum 1. Januar 2024 in Kraft getretenen Regelugen des Pflegeunterstützungs- und –entlastungsgesetzes (PUEG) sowie die Entwicklung der Eigenanteile in der vollstationären Pflege und die Debatte um die Begrenzung der Eigenanteile. Zudem wird auf den Kabinettsbeschluss für ein Pflegeassistenzgesetz eingegangen.

Kapitel 2: Pflege im Spiegel der Statistik

Kapitel 2 stellt die Pflege im Spiegel der Statistik dar und beschäftigt sich mit Pflegebedürftigen, der Leistungserbringung und der Finanzierung. Anders als im Gesundheitssystem wird die Leistungsberechtigung nicht bei jedem Leistungsbezug einzeln (durch die Anbieter) festgelegt, sondern generalisiert durch die Pflegebegutachtung des Medizinischen Dienstes (MD) oder durch andere unabhängige Gutachter beziehungsweise von

MEDICPROOF festgestellt. Kapitel 2 gibt daher zunächst Auskunft über die Zahl der Pflegebedürftigen und deren Struktur sowie die Inanspruchnahme von Leistungen. Leistungsinanspruchnahme setzt aber ein entsprechendes Leistungsangebot voraus, das gleichfalls beschrieben wird. Hierbei ist zwischen Pflege durch Angehörige und weitere informelle Pflegepersonen und den formellen Pflegeeinrichtungen zu unterscheiden, die sich wiederum in ambulante, teil- und vollstationäre Anbieter untergliedern lassen. Schließlich werden in Kapitel 2 die Finanzierung der Leistungen der Langzeitpflege und die Aufteilung der Ausgaben auf die verschiedenen Finanzierungsträger thematisiert.

Kapitel 2: Pflege im Spiegel der Statistik

In Kapitel 3 wird dann der Rahmen der Routineberichterstattung verlassen und das diesjährige Schwerpunktthema behandelt: Pflegerisiko und Pflegedauer. Betrachtet werden dabei die Wahrscheinlichkeiten von Pflegeinzidenzen und von Pflegeprävalenzen. Es wird ermittelt, welche Risikofaktoren die Pflegeinzidenzen, die Pflegeprävalenzen, aber auch die Pflegedauern beeinflussen. Wie sich die Pflegedauern verändert haben und welche Konsequenzen dies für die Leistungssummen der Pflegeversicherung hat, sind weitere wesentlicher Aspekt des Schwerpunkts. Die Auswertungen im Schwerpunktkapitel basieren auf den BARMER-Daten.

Kapitel 3: Schwerpunkt „Pflegerisiko und Pflegedauer"

Umfangreichere Ergebnisse als im vorliegenden Report sind in Form von interaktiven Grafiken auf der Internetseite des BARMER Instituts für Gesundheitssystemforschung (bifg) zugänglich. Im Report erfolgt jeweils ein Verweis auf die weiterführenden interaktiven Webgrafiken, um eigenständige, weitergehende Betrachtungen zu ermöglichen. An den entsprechenden Stellen sind ein QR-Code und eine Kurz-URL platziert.

www.bifg.de/Y925Xu/

Kapitel 1

Die Weiterentwicklung der Pflegeversicherung 2023/2024

1 Die Weiterentwicklung der Pflegeversicherung 2023/2024

Seit dem letzten Pflegereport ist zwar intensiv über die Notwendigkeit einer Pflege(versicherungs)reform diskutiert worden, eine entsprechende Reformgesetzgebung hat es allerdings nicht gegeben. Nachstehend wird daher zunächst auf die Wirkungen der Reformschritte aus den Jahren 2022 und 2023, sowie sie derzeit absehbar sind, eingegangen und ein Ausblick auf die noch für diese Legislaturperiode angekündigten Reformen gegeben. Der Rückblick bezieht sich dabei auf die Effekte der sogenannten Tariftreueregelung (§ 72 Abs. 3a-g SGB XI), die im September 2022 in Kraft getreten ist (Kapitel 1.1) und die Entwicklung der Eigenanteile im stationären Bereich (Kapitel 1.2) und deren Beeinflussung durch die Regelungen des Gesundheitsversorgungsweiterentwicklungsgesetzes (GVWG) und des Pflegeunterstützungs- und -entlastungsgesetzes (PUEG). Gemäß den Ankündigungen des Bundesgesundheitsministers sind für diese Legislaturperioden noch mehrere weitere Gesetze geplant. Zur angekündigten Finanzreform liegt bislang nur ein Bericht des Bundesgesundheitsministeriums vor, der eine Vielzahl von Reformoptionen szenarienhaft darstellt, ohne zu einer abschließenden Bewertung zu kommen (Kapitel 3.1). Für das Pflegeassistenzgesetz liegt dagegen seit dem 4. September 2024 ein Kabinettsentwurf vor, auf den in Kapitel 1.4 eingegangen wird.

1.1 Tariftreueregelung

Seit dem 1. September 2022 dürfen Versorgungsverträge nur mit Pflegeeinrichtungen abgeschlossen werden, die tarifgebunden sind, ihre Mitarbeitenden in Anlehnung an einen Tarifvertrag oder zumindest entsprechend dem regional üblichen Entlohnungsniveau entlohnen (§ 72 Abs. 3a und 3b SGB XI). Diese Regelung verfolgt eine doppelte Zielsetzung: Zum einen soll die Tarifbindung gestärkt werden, zum anderen soll durch diese Maßnahme und die Anhebung des Mindestlohns in der Pflege die Entlohnung der Pflegekräfte angehoben werden, um so die Attraktivität der Altenpflege weiter zu steigern und damit dem Pflegenotstand entgegenzuwirken.

Das Bundesgesundheitsministerium hat zwar eine Evaluation des § 72 Abs. 3a–g SGB XI in Auftrag gegeben, Ergebnisse dieser Evaluation liegen aber noch nicht vor. Zurückgegriffen werden kann dagegen auf eine Evaluationsstudie zu den Effekten dieser Regelung in Nordrhein-Westfalen und auf die Auswertung der Entlohnung durch das Institut für Arbeitsmarkt- und Berufsforschung der Bundesagentur für Arbeit.

Wie die Evaluationsstudie in Nordrhein-Westfalen zeigt, ist es durch die Neuregelung nur bedingt gelungen, die Tarifbindung zu erhöhen: Um die Zulassungsvoraussetzungen des § 72 Abs. 3a und 3b SGB XI zu erfüllen, mussten die Einrichtungen melden, welche Option sie in Zukunft wählen würden. In Nordrhein-Westfalen meldeten 27 Prozent der Einrichtungen eine (plausible) Tarifbindung, 30 Prozent präferierten die Option der „Tariforientierung" und rund 26 Prozent wollten sich an dem „regional üblichen Entlohnungsniveau" orientieren. Die SGB XI-Regelung hat damit „einen positiven Effekt auf die Tariforientierung, nicht jedoch auch die Tarifbindung" in Nordrhein-Westfalen gehabt (Lenzen & Evans-Borchers, 2023, S. 2). Bei einer bloßen Tariforientierung bleiben andere Bestandteile kollektivvertraglicher Regelungen als die Entlohnung allerdings unberücksichtigt. Bisher noch unveröffentlichte Daten aus dem bundesweiten Evaluationsprojekt zeigen, dass positive Effekte auf die Tarifbindung auch in anderen Bundesländern nicht ausgeprägt sind, dass dort allerdings insbesondere die Orientierung am regional üblichen Entlohnungsniveau dominiert.

Die Lohnentwicklung ist in der Altenpflege bereits seit vielen Jahren überdurchschnittlich. Während das nominale Medianentgelt einer Vollzeit arbeitenden Person von 2015 bis 2022 für alle Beschäftigten um 23,1 Prozent gestiegen ist, belaufen sich die entsprechenden Steigerungsraten für Fachkräften in der Altenpflege auf 52,6 Prozent und für Helfer in der Altenpflege sogar auf 59,1 Prozent (Abbildung 1.1). Die Nominallöhne sind in der Altenpflege damit rund doppelt so stark gestiegen wie in der übrigen Wirtschaft. Lag die Entlohnung sowohl für Helferinnen und Helfer als auch für Fachkräfte in der Altenpflege 2015 noch deutlich unter der aller Beschäftigten, entspricht das Lohnniveau für Fachkräfte in der Altenpflege inzwischen in etwa dem aller Fachkräfte und liegt die durchschnittliche Lohnhöhe für Helfer in der Altenpflege sogar über dem der anderen Helferberufe (Abbildung 1.1). Auch unabhängig von der Tariftreueregelung ist also ein Aufholeffekt bei der Entlohnung für Pflegekräften in der Altenpflege erkennbar.

Abbildung 1.1: Entwicklung der monatlichen Bruttoentgelte im Vergleich zum 31.12. des jeweiligen Jahres, Medianentgelte in Vollzeit ohne Auszubildende

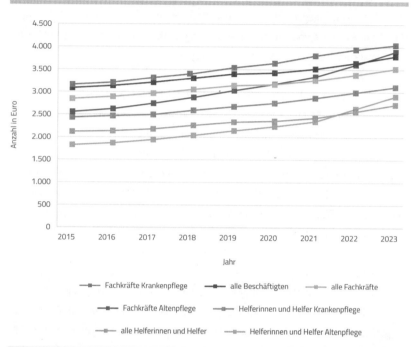

	2015	2021	2023	Anstieg 2023 zu 2015 in Prozent
Fachkräfte Krankenpflege	3.156	3.807	4.042	28,1
alle Beschäftigten	3.083	3.516	3.796	23,1
alle Fachkräfte	2.843	3.259	3.519	23,8
Fachkräfte Altenpflege	2.557	3.344	3.901	52,6
Helferinnen und Helfer Krankenpflege	2.431	2.867	3.111	28,0
alle Helferinnen und Helfer	2.117	2.426	2.720	28,5
Helferinnen und Helfer Altenpflege	1.826	2.352	2.906	59,1

Quelle: BA (2024) und eigene Berechnungen

Wie Abbildung 1.2 zeigt ist aber auch ein deutlicher Effekt der Tarifbindungsregelungen zu erkennen. Während das Entlohnungsniveau in der Krankenpflege von Dezember 2021 bis Dezember 2023 in etwa im Gleichtakt mit der gesamten Wirtschaft gestiegen ist, lag das Wachstum in der Altenpflege etwa doppelt so hoch wie in der gesamten Wirtschaft – aber auch mehr also doppelt so hoch wie in der Krankenpflege. Da die Regelungen des § 72 Abs. 3a-g SGB XI – anders etwa als die Erhöhung des Mindestlohns in der Pflege – die einzigen sind, die nur für die Altenpflege (genauer: die Langzeitpflege), nicht aber für die Krankenpflege gelten, ist davon auszugehen, dass dieser zusätzliche Sprung in den Lohnhöhen ursächlich auf diese Regelungen zurückzuführen ist.

Abbildung 1.2: Steigerung der monatlichen Bruttoentgelte von 2021 auf 2023, Medianentgelte in Vollzeit ohne Auszubildende

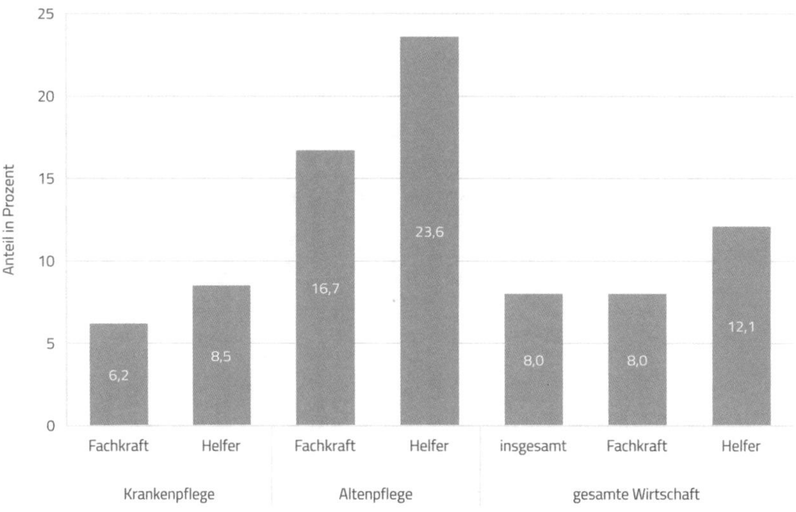

Quelle: Eigene Berechnungen, basierend auf BA (2024)

Während die Regelungen die Tarifbindung nur teilweise verstärken konnten, haben sie in Bezug auf die Lohnhöhe damit deutliche, intendierte Effekte gezeigt.

1.2 Entwicklung der Eigenanteile in der Heimpflege

Diese Lohnsteigerungen schlagen sich ebenso wie die Mehrpersonalisierung, die durch das Inkrafttreten des § 113c SGB XI zum 1. Juli 2023 ermöglicht wurden, in steigenden Pflegesätzen nieder (Abbildung 1.3). So ist der durchschnittliche einrichtungseinheitliche Eigenanteil (EEE) inklusive der Ausbildungskostenumlage vom 1. Juli 2022 (vor Inkrafttreten des Tariftreuegrundsatzes) bis zum 1. Januar 2023 (nach dessen Inkrafttreten) um 18 Prozent von monatlich 1 068 Euro auf monatlich 1.265 Euro gestiegen. Dass etwa die Hälfte dieses Anstiegs erst im letzten Quartal 2022 erfolgte, weist bereits darauf hin, dass nicht alle Einrichtungen die Umstellung zum 1. Oktober 2022 abgeschlossen hatten. Tatsächlich ist auch in der Folge noch mit nachlaufenden Effekten zu rechnen.

Abbildung 1.3: Entwicklung der Eigenanteile in der Heimpflege

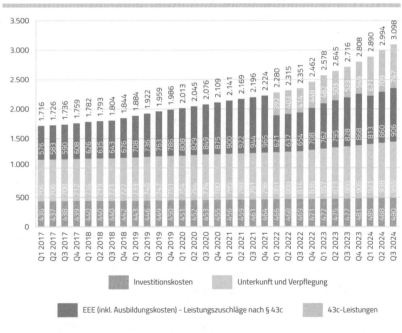

Anmerkung: Der mittlere Eigenanteil wird als gewogenes Mittel der Personen mit unterschiedlichen Dauern der Heimpflege gebildet. Als Gewichte werden wie bereits im letztjährigen Pflegereport Anteilswerte von 30 Prozent (Dauer der stationären Pflege bis zu einem Jahr), 19 Prozent (Dauer der stationären Pflege von 1-2 Jahren), 14 Prozent (Dauer der stationären Pflege von 2-3 Jahren) sowie 36 Prozent (Dauer der stationären Pflege von mehr als 3 Jahren) verwendet.
Quelle: eigene Berechnungen auf Basis der vom vdek veröffentlichten Daten zu den Eigenanteilen

Gleiches gilt für die Mehrpersonalisierung nach § 113c SGB XI. Zu dessen Umsetzung müssen zunächst Pflegesatzverhandlungen geführt werden, wobei es etwa ein Jahr dauert, bis die meisten Einrichtungen einmal verhandelt haben. Viele Einrichtungen waren aber zunächst zurückhaltend, die Möglichkeiten, die die neuen Obergrenzen bieten, auszuschöpfen – sei es, weil sie Bedenken hatten, zusätzliches Personal auf dem Arbeitsmarkt akquirieren zu können oder weil die Kostenträger in den Verhandlungen Vorbehalte geltend gemacht haben. Es ist daher nicht erstaunlich, dass sowohl die Mehrpersonalisierung als auch die Tariftreue verzögerte Wirkungen zeigen, die – gemeinsam mit den überdurchschnittlichen Tariflohnsteigerungen für die Pflegebranche – dazu führen, dass die Entgelte auch ab dem ersten Quartal 2023 noch um durchschnittlich (geometrisches Mittel) 4,9 Prozent pro Quartal gestiegen sind (Abbildung 1.4).

Abbildung 1.4: Quartalsweise Steigerung der pflegebedingten Eigenanteile in der Heimpflege (inklusive Ausbildungskostenumlage) in Prozent

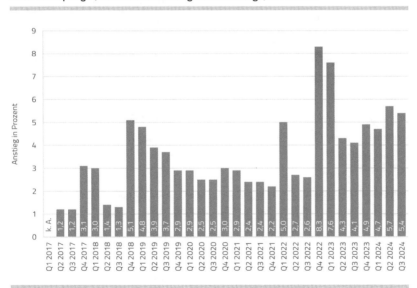

Quelle: eigene Berechnungen auf Basis der Daten aus Abbildung 1.3

Zudem sieht § 113c Abs. 7 SGB XI vor, dass alle zwei Jahre, erstmals 2025, eine Anpassung der Obergrenzen nach § 113c Abs. 1 SGB XI geprüft wird. Hierbei werden insbesondere die Ergebnisse des Modellprogramms nach § 8 Abs. 3b SGB XI (siehe GKV-SV, 2024) zu beachten sein. Da die aktuellen Obergrenzen des § 113c Abs. 1 SGB XI die im Projekt zur Entwicklung und Erprobung des Personalbemessungsverfahrens in der vollstationären ermittelten Personalmehrbedarfe (Rothgang et al., 2020a) nur zu rund 40 Prozent abdecken, ist mit einer weiteren Erhöhung dieser Personalanhaltszahlen im Zeitverlauf zu rechnen, die wiederum zu steigenden Pflegesätzen führen würden.

1.3 Finanzreform

Um die finanzielle Belastung der Pflegebedürftigen in vollstationärer Pflege zu begrenzen, sind im GVWG nach Dauer der in Anspruch genommenen Pflege gestaffelte Leistungszuschläge der Pflegekassen zu den Eigenanteilen eingeführt worden (vergleiche Rothgang & Müller, 2021; 2022, jeweils Kapitel 1), deren Beträge im PUEG angehoben wurden (siehe Rothgang & Müller, 2023, Kapitel 1). Wie bereits in den Pflegereporten der Jahre 2021 bis 2023 vorausberechnet, haben diese Leistungszuschläge zwar zu einer kurzfristigen Entlastung geführt, die aber nicht nachhaltig ist. So lagen die bundesdurchschnittlichen monatlichen Gesamteigenanteile mit 2.254 Euro bereits am 1. Oktober 2023 höher als am 1. Oktober 2021, dem letzten Quartalswert vor Einführung der Zuschläge. Innerhalb von zwei Jahren wurde der Effekt damit (über)kompensiert (Abbildung 1.3). Die Entlastung durch die Erhöhung der Leistungszuschläge nach § 43c SGB XI war sogar schon nach einem weiteren Quartal kompensiert (Abbildung 1.3), und auch die geplante Anhebung der Leistungssätze nach § 43 SGB XI wird nur einen minimalen Effekt haben (Abbildung 1.3).

Abbildung 1.5 enthält eine diesbezügliche Vorausberechnung, bei der die Heimentgelte ab dem vierten Quartal 2024 und für die Jahre 2025 bis 2027 mit jeweils zwei Prozent pro Quartal zur Abbildung zukünftiger Tarifsteigerungen und verzögerter Tarifeinstiege gesteigert werden. Dies ist eine eher konservative Abschätzung, da auf die Berücksichtigung weitere Mehrpersonalisierung verzichtet wird und die Steigerungsrate noch unter den durchschnittlichen Steigerungsraten im Zeitraum vom 1. Quartal 2017 bis zum 4. Quartal 2022, also bevor die Leistungszuschläge des § 43c SGB XI eingeführt wurden und die Mehrpersonalisierung nach § 113c SGB XI ermöglicht wurde, liegen. In diesem Zeitraum lagen die durchschnittlichen (arithmetisch ebenso wie geometrisch) Steigerungsraten von einem Quartal zum nächsten bei 2,7 Prozent. Zur quartalsweisen Fortschreibung der privat zu zahlenden Entgeltbestandteile Unterkunft und Verpflegung sowie Investitions-kosten wird auf das jeweilige geometrische Mittel des Stützzeitraumes (erstes Quartal 2016 (aus der Pflegestatistik 2015) bis zum dritten Quartal 2021 (aus den Daten des vdek)) zurückgegriffen. Die Auswahl des (relativ) kurzen Stützzeitraumes ist darin begründet, dass erst ab der Pflegestatistik 2015 ein mittlerer Monatswert für die hier diskutierten Entgeltbestandteile ausgewiesen wurde. Die zuvor verwendeten Tageswerte unterliegen bei manueller Hochrechnung auf einen Monatswert aber einer Rundungsun-sicherheit, deren Umfang teilweise größer als der abzubildende Effekt wäre.

Abbildung 1.5: Projizierte Entwicklung der Eigenanteile in der Heimpflege bis 2027

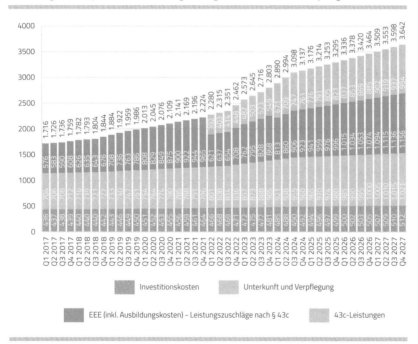

Quelle: Abbildung 1.4, ab dem 4. Quartal 2024 basieren die Angaben auf Modellrechnungen

Gemäß dieser Vorausberechnung sind die Effekte der für den 1. Januar 2025 beschlosse-nen Leistungserhöhungen für die Sachleistungen bei vollstationärer Pflege so gering, dass die von den Pflegebedürftigen zu tragenden pflegebedingten Kosten selbst im Ein-führungsquartal weiter steigen. Am Ende des Betrachtungszeitraums liegen die von den

Pflegebedürftigen selbst aufzubringenden bundesdurchschnittlichen pflegebedingten Eigenanteile dann bei monatlich 1.156 Euro und die durchschnittlichen monatlichen Gesamteigenanteile bei 2.351 Euro. Entsprechende Modellrechnungen des WIdO kommen zu einem ähnlichen Ergebnis (WIdO, 2024). Dieser Betrag der Gesamteigenanteile übersteigt das Durchschnittseinkommen von Rentnerinnen und Rentnern bei weitem.

Wie nicht anders zu erwarten, hat das Thema der Begrenzung der Eigenanteile daher seinen Weg zurück auf pflegepolitische Agenda gefunden. Auf Verbandsebene wird vom Bündnis für gute Pflege, dem Der Paritätische, die Vereinte Dienstleistungsgewerkschaft (ver.di), der Deutsche Berufsverband für Pflegeberufe (DBfK), der Sozialverband Deutschland (SoVD), der Bundesverband der kommunalen Senioren- und Behinderteneinrichtungen e. V. (BKSB), der Deutsche Frauenrat, die Bundesinteressenvertretung für alte und pflegebetroffene Menschen e.V. (BIVA), der Deutsche Gewerkschaftsbund (DGB), die Volkssolidarität und die Arbeiterwohlfahrt (AWO) angehören, wieder verstärkt für eine Pflegevollversicherung geworben (Der Paritätische Gesamtverband, 2024). Bemerkenswerterweise wurde ein entsprechender Vorstoß aber auch von zwei prominenten CDU-Politikern, dem NRW-Gesundheitsminister Karl-Josef Laumann und dem Ministerpräsidenten von Sachsen, Michael Kretschmer (Sachsen), im August 2024 vorgetragen (Kretschmer & Laumann, 2024).

Die Frage der Begrenzung der pflegebedingten Eigenanteile für Pflegebedürftige kann aber nicht sinnvoll gestellt werden, ohne auch die Refinanzierung der dann bei der Pflegeversicherung entstehenden umfangreichen Mehrkosten zu bedenken. Zur Finanzierung der Pflegeversicherung hatte die Bundesregierung im Koalitionsvertrag die Einrichtung einer Expertenkommission vorgesehen (SPD et al., 2021). Tatsächlich wurde diese Kommission niemals eingesetzt. Stattdessen wurde eine interministerielle Arbeitsgruppe „Zukunftssichere Finanzen der SPV" unter Leitung des Bundesministeriums für Gesundheit (BMG) eingerichtet, die ein Gutachten bei dem Institut für Gesundheits- und Sozialforschung (IGES) in Auftrag gegeben hat, das im Mai 2024 vorgelegt wurde (Ochmann & Sonnenberger, 2024). Vom BMG wurden zudem zwei 90-minütige Expertenanhörungen durchgeführt. Auf diesen Grundlagen hat das BMG im Mai 2024 den „Bericht der Bundesregierung Zukunftssicheren Finanzierung der sozialen Pflegeversicherung – Darstellung von Szenarien und Stellschrauben möglicher Reformen" (Bundesregierung, 2024a) vorgelegt. In diesem Bericht werden im Wesentlichen noch einmal die Ergebnisse des IGES-Gutachtens widergegeben. Im Ergebnis werden aber lediglich Optionen referiert – ohne dass ein präferiertes Reformmodell auch nur in Ansätzen sichtbar wird.

In einem vielbeachteten Interview vom Redaktionsnetzwerk Deutschland hat der Bundesgesundheitsminister, Karl Lauterbach, dann auch erklärt, dass es „ein akutes Problem in der Pflegeversicherung" gäbe und Reformvorschläge „auf Arbeitsebene bis Ende Mai fertig" seien, aber: „Es wird wohl kaum zu einer einheitlichen Empfehlung aller Beteiligten kommen" und „Eine umfassende Finanzreform in der Pflege wird in dieser Legislaturperiode wahrscheinlich nicht mehr zu leisten sein" (RND, 2024). Als Reaktion auf dieses Interview wurde dem Gesundheitsminister und der Regierung Politikversagen vorgeworfen (vergleiche beispielsweise CareVor9, 2024a; Kaufmann, 2024), und der Bundeskanzler selbst widersprach der Aussage, dass eine Reform in dieser Legislaturperiode nicht mehr möglich sei noch im Mai dieses Jahres (dpa, 2024). Daraufhin hat der Bundesgesundheitsminister seine Position revidiert und Anfang Juli vor der nächsten Bundestagswahl eine weitere Pflegereform angekündigt (tagesschau, 2024). „Wir müssen dazu kommen, dass wir vielleicht mit einer Obergrenze für den Eigenanteil arbeiten. Das prüfen wir derzeit", sagte er der Tagesschau am 15. Juli und kündigte erneut eine Pflegereform für den Herbst an (CareVor9, 2024b).

Dazu, wie eine derartige Reform, bei der die Eigenanteile etwa durch eine Obergrenze effektiv begrenzt werden, refinanziert werden soll, hat sich Lauterbach bislang noch nicht geäußert. Angesichts der von ihm selbst konstatierten unterschiedlichen Auffassungen dazu in der Koalition und angesichts des Berichts der Bundesregierung, der nur Optionen aufzeigt, aber keine Präferenzen erkennen lässt, erscheint es aber als zweifelhaft, dass eine solche Reform tatsächlich gelingen kann.

1.4   Pflegefachassistenzeinführungsgesetz

Die Debatte um einen Pflegenotstand hat sich bislang vor allem auf Pflegefachkräfte konzentriert. Das zeigt sich bei den Auseinandersetzungen über eine Pflegekammer, die sich nur auf Fachkräfte bezieht, ebenso wie im Pflegeberufereformgesetz von 2017, in dem das Inkrafttreten des Pflegeberufegesetzes zum 1. Januar 2020 geregelt wurde, welches die Vereinheitlichung der zuvor im Altenpflegegesetz und dem Krankenpflegege-setz getrennt geregelten Ausbildungen für Pflegefachkräfte zum Gegenstand hat, und in den Berichten der Konzertierten Aktion Pflege. Bereits in der Einleitung zum Vereinba-rungstext der Ergebnisse der Arbeitsgruppe 1 beispielsweise heißt es: „Ausbildung und Qualifizierung bilden mit der Arbeitsgruppe 1 einen der Schwerpunkte der Konzertierten Aktion Pflege, denn gut ausgebildete Pflegefachpersonen sind für die Sicherstellung einer qualitativ hochwertigen Pflege eine der wichtigsten Voraussetzungen" (Bundesregierung, 2019). Hilfs- und Assistenzkräfte werden dagegen erstmals auf Seite 28 thematisiert und spielen im gesamten Bericht nur eine untergeordnete Rolle.

Erst der Bericht zum Projekt zur Personalbemessung in der vollstationären Langzeit-pflege (PeBeM) (Rothgang et al., 2020a) hat denn Fokus dann auf die nachstehend als „Assistenzkräfte" bezeichneten Pflegehilfskräfte mit Ausbildung gelenkt. Zentraler Be-fund des PeBeM-Projekts war nämlich nicht nur, dass für eine Versorgung nach dem aus dem neuen Pflegebedürftigkeitsbegriff abgeleiteten neuen Pflegeverständnis mehr Pflegepersonal benötigt wird, sondern auch, dass für eine qualifikationsorientierte Pflege ein anderer Qualifikationsmix notwendig ist, mit einem erheblichen Personalaufwuchs bei den Assistenzkräften, also den Hilfskräften mit Ausbildung (Rothgang & PeBeM-Pro-jektteam, 2021).

Erste Umsetzungsschritte für die neue Personalbemessung erfolgten im 2021 in Kraft getretenen Gesetz zur Verbesserung der Gesundheitsversorgung und Pflege (GPVG) und im GVWG, das eine Mehrpersonalisierung im Umfang von rund 40 Prozent des erkannten Mehrbedarfs ermöglicht und in den Personalobergrenzen des § 113c bereits einen ande-ren Qualifikationsmix hinterlegt. Den Unterschied zwischen dem Status quo ante wie er sich in der Pflegestatistik 2021 darstellt und dem schon erkennbar anderen Personalmix in den Zielwerten des § 113c SGB XI zeigt Tabelle 1.1: Bei einem bundesdurchschnittli-chen Pflegegradmix gemäß Pflegestatistik 2021 kommt es unter Anwendung der neuen Pflegepersonalobergrenzen zu einer Verdopplung des Anteils der Pflegeassistenzkräfte. Selbst wenn – kontrafaktisch – unterstellt wird, dass in Pflegeheimen nur Bewohnende mit Pflegegrad 5 gepflegt würden, ergibt sich ein um ein Drittel höherer Anteil für Assis-tenzkräfte. Wird umgekehrt angenommen, dass nur Bewohnende in Pflegegrad 2 vollstationär versorgt werden, ist der Anteil der Assistenzkräfte in etwa genauso groß wie bei einer Pflegegradverteilung wie sie sich derzeit bundesdurchschnittlich zeigt (Tabelle 1.1).

Tabelle 1.1: Pflegekräftemix im Status quo und bei Umsetzung der Obergrenzen des § 113c SGB XI

	Bewohnendenmix	Pflegekräfteanteile in Prozent			
		Hilfskräfte	Assistenzkräfte	Fachkräfte	Summe
Status quo	irrelevant	40	12	48	100
Obergrenze nach § 113c	Nur Pflegegrad 2	41	23	36	100
	Gemäß Pflegestatistik 2021	32	24	44	100
	Nur Pflegegrad 5	26	16	57	100

Quelle: eigene Berechnungen basierend auf den Werten des § 113c SGB XI, der Pflegestatistik 2021 (Statistisches Bundesamt, 2022b) sowie Tabelle 2.21.

Allerdings stellt sich die Frage, wie Pflegeassistenzkräfte in großer Zahl für die Pflege gewonnen werden können und wie diese ausgebildet werden sollen. Für die Ausbildung sind derzeit 27 verschiedene, landesrechtlich geregelte Pflegehilfe- und Pflegeassistenzausbildungen zuständig (Bundesregierung, 2024b, S. 1). Die Vielzahl dieser Regelungen erschwert nicht nur die Anerkennung ausländischer Abschlüsse, sondern verhindert auch die Binnenmigration und macht den Beruf damit unattraktiv. So wird beispielsweise in den „Gemeinsame[n] Empfehlungen nach § 113c Absatz 4 SGB XI zum Inhalt der Rahmenverträge nach § 75 Absatz 1 SGB XI in Verbindung mit § 13c Absatz 5 SGB XI in der vollstationären Pflege" (GKV-SV, 2023b), die Vorgaben für die Personalmindestausstattung enthält, bei der Definition von Pflegeassistenzkräften unter Ziffer 8 auf die „im jeweiligen Land absolvierter Helfer- oder Assistenzausbildungen in der Pflege, die im jeweiligen Land mit mindestens zwölf und höchstens 35 Monate Ausbildungsdauer geregelt sind" oder die „im jeweiligen Land [...] anerkannten Berufsabschlüsse, die in einem anderen Bundesland anerkannt sind" abgestellt. Für jeden der 27 Abschlüsse ist demnach zu prüfen, in welchem der 16 Bundesländer er anerkannt ist, bevor eine Pflegeperson dort als Assistenzkraft eingesetzt werden kann. Da sich Ausbildungsdauer und die Ausbildungsinhalte zwischen den Ländern erheblich unterscheiden, sind die jeweils erworbenen Qualifikationen nicht vergleichbar. „Auf dieser Grundlage Assistenzkräften mehr Verantwortung zu übertragen und eine geeignete Personalquote für Assistenzkräfte in Pflegeeinrichtungen und Krankenhäusern festzulegen, ist nur sehr eingeschränkt möglich." (BMG, 2024b)

Dem soll mit dem Pflegefachassistenzeinführungsgesetz, dessen Entwurf am 4. September vom Bundeskabinett beschlossen wurde, entgegengewirkt werden. Mit diesem Gesetz soll eine bundeseinheitliche Ausbildung für Pflegeassistenzkräfte eingeführt werden und so mehr bürokratische Hürden abgebaut werden (BMG, 2024b). Im Einzelnen sieht das Gesetz Folgendes vor:

- Die Ausbildung führt zur Berufsbezeichnung „Pflegefachassistentin", „Pflegefachassistent" oder „Pflegefachassistenzperson".
- Die Ausbildungsdauer beträgt 18 Monate in Vollzeit, wobei es für Personen mit Berufserfahrung Verkürzungsmöglichkeiten gibt.
- Grundsätzliche Voraussetzung für die Ausbildung ist ein Hauptschulabschluss. Ausnahmen hiervon sind möglich.
- Während der Ausbildung werden die Auszubildenden in der stationären Langzeitpflege, der ambulanten Langzeitpflege und der stationären Akutpflege eingesetzt.
- Die Auszubildenden erhalten eine angemessene Ausbildungsvergütung (BMG, 2024b).

Eine zentrale Frage im Gesetzgebungsprozess war, wie lange die Ausbildung dauern soll. Angesichts der Ausbildungen nach Landesrecht, die zwischen 12 und 24 Monate liegen, hat sich eine 18-monatige Ausbildungsdauer als Fluchtpunkt einer Harmonisierung angeboten. Allerdings waren im Referentenentwurf noch zwei Optionen vorgesehen: eine 18-monatige Pflegeassistenzausbildung oder eine 12-monatige Pflegehilfeausbildung. Als Ziel des Gesetzes wird ausdrücklich angegeben, dass durch „die Einführung eines neuen, einheitlichen Kompetenzprofils für die Pflegefachassistenz [...] Aufgaben zwischen Pflegefach- und Pflegefachassistenzpersonen zukünftig besser verteilt werden" können (BMG, 2024b). Wenn Assistenzkräfte bei einer qualifikations- und kompetenzorientierten Pflege zur Entlastung der Fachkräfte beitragen sollen, dann ist die 18-monatige Ausbildung deutlich sachgerechter. Das gilt insbesondere, aber nicht nur, für die vollstationäre Langzeitpflege. So sollen Pflegeassistenzkräfte in der qualifikations- und kompetenzorientierten Pflege auch die Durchführung von einfachen delegierten medizinischdiagnostischen und -therapeutischen Aufgaben sowie körpernahe Pflegeinterventionen bei gesundheitlich stabilen Pflegebedürftigen in komplizierten Pflegesituationen übernehmen (Darmann-Finck, 2021; Rothgang et al., 2020a). Hierzu bedarf es aber einer entsprechenden Ausbildung, die in 12 Monate nicht gewährleistet werden kann. Eine fachlich ausreichende Ausbildung für Assistenzkräfte ist daher Voraussetzung für eine erfolgreiche Umsetzung des Personalbemessungsverfahrens in der Heimpflege, bei der die Assistenzkräfte die Fachkräfte entlasten. Die Entscheidung für die 18-monatige Ausbildung ist fachlich daher zwingend und ausdrücklich zu begrüßen.

Kapitel 2

Pflege im Spiegel der Statistik

2 Pflege im Spiegel der Statistik

Eine Gesundheitsberichterstattung zum Thema „Pflegebedürftigkeit" muss insbesondere Auskunft geben über die Entwicklung der Zahl der Pflegebedürftigen (Kapitel 2.1), die Leistungserbringung und die zugrunde liegenden Versorgungsstrukturen (Kapitel 2.2) sowie die Finanzierung der Leistungen (Kapitel 2.3). Thematisiert werden hier nicht die Pflegeleistungen im Krankenhaus oder die Pflegeleistungen im Rahmen der häuslichen Krankenpflege, sondern nur die Pflegebedürftigkeit im Rahmen der Langzeitpflege – also der Pflegebedürftigkeit nach SGB XI.

In diesem Report wird so weit wie möglich eine Differenzierung nach Bundesländern vorgenommen. Die Datengrundlagen in diesem Report sind primär die Pflegestatistik des Statistischen Bundesamts, die vom Bundesministerium für Gesundheit (BMG) veröffentlichten Ergebnisse der Kassenstatistik, die Begutachtungsstatistik des Medizinischen Dienstes des Spitzenverbands Bund der Krankenkassen (MDS), die Berichterstattung des Verbands der Privaten Krankenversicherung (PKV), die Begutachtungsstatistik des Unternehmens MEDICPROOF sowie die Routinedaten der BARMER (BARMER-Daten).

Die Pflegestatistik wird zweijährlich im Dezember jeden ungeraden Jahres erhoben und bezieht sich auf das gesamte Versorgungssystem in Deutschland. Sie beinhaltet regional differenzierbare Informationen über die Pflegebedürftigen und die Versorgungsangebote. Die Kassenstatistik wird zwar jährlich erhoben, ist in der Regel aktueller und umfasst auch Informationen zum Finanzierungsaufwand. Sie bezieht sich aber nur auf die Versorgung der Versicherten der sozialen Pflegeversicherung (SPV) und lässt sich nicht regional differenzieren. Die Begutachtungsstatistik des MDS wird ebenfalls jährlich erhoben und liefert Informationen darüber, wie viele Personen mit welchem Pflegegrad begutachtet wurden. Auch diese Statistik bezieht sich nur auf die Versicherten der SPV und lässt sich nicht regional differenzieren. Berichterstattungen über die Begutachtung und Versorgung von Versicherten der privaten Pflegepflichtversicherung (PPV) sowie den entsprechenden Finanzierungsaufwand erfolgen ebenfalls jährlich, sind aber nicht so detailliert wie die Pflegestatistik und erscheinen in aller Regel verzögert. Auch in der PPV-Statistik ist eine regionale Differenzierung nicht möglich. Die BARMER-Daten können im Gegensatz zu den anderen Datenquellen Verläufe und zudem gleichzeitige Inanspruchnahmen verschiedener Leistungen abbilden. Allerdings handelt es sich dabei um die Daten einer selektiven Population. Um über den Versichertenkreis der BARMER hinausreichende Ergebnisse zu erzielen, werden die Ergebnisse der BARMER-Daten nach Alter, Geschlecht und Bundesland der Versicherten auf die Bevölkerung des entsprechenden Jahres in Deutschland hochgerechnet. Zu den einzelnen dargestellten Aspekten werden die jeweils geeignetsten Daten verwendet.

Zum Jahr 2017 erfolgte die Umstellung der Erfassung der Pflegebedürftigkeit von Pflegestufen auf Pflegegrade. Um Brüche in der Darstellung zu vermeiden, werden in diesem Kapitel nur die Zeitfenster ab dem Jahr 2017 betrachtet.

2.1 Pflegebedürftige

In diesem Kapitel wird beschrieben, wie viele Personen pflegebedürftig sind (Fallzahl und Prävalenz), wie viele pflegebedürftig werden (Fallzahl und Inzidenz) und wie viele die Pflegebedürftigkeit – meist durch den Tod – beenden. Zur Darstellung der Entwicklung der Zahl der Pflegebedürftigen werden die Pflegestatistik und die BARMER-Daten verwendet. Die Pflegestatistik ist eine Vollerhebung, ihre Ergebnisse stehen aber erst mit erheblicher Zeitverzögerung zur Verfügung. Daher werden auch die BARMER-Daten herangezogen, die es ermöglichen, aktuellere Entwicklungen aufzuzeigen (Kapitel 2.1.1). Die Prävalenzen, also die Anteile der Pflegebedürftigen an der Bevölkerung, werden anhand der Pflegestatistik und der Bevölkerungsfortschreibung des Statistischen Bundesamts dargestellt (Kapitel 2.1.2). Informationsgrundlagen für die Zahl der Begutachtungen sind die MD-Statistiken und die Statistiken von MEDICPROOF (Kapitel 2.1.3). Die Inzidenzen, also die Wahrscheinlichkeit des Pflegeeintritts (Kapitel 2.1.4), wie auch die Beendigung der Pflegebedürftigkeit (Kapitel 2.1.5) werden anhand der BARMER-Daten abgebildet. Abschließend werden die Ergebnisse zu den Pflegebedürftigen kurz zusammengefasst (Kapitel 2.1.6).

2.1.1 Anzahl der Pflegebedürftigen

Die hier verwendeten Daten beziehen sich auf die sozialrechtliche Erfassung der Pflege-bedürftigkeit. Die jetzt schon seit Jahrzehnten erhobenen amtlichen Statistiken (Pflege-statistik und Kassenstatistik) erfassen die Pflegebedürftigen, die einen Pflegegrad (vor-mals Pflegestufe) haben oder Leistungen der Pflegeversicherung beziehen. Es geht hier also um die Erfassung von Leistungsberechtigten, für die eine positive Begutachtung er-folgt oder beantragt ist. Personen, die keinen Antrag zur Begutachtung der Pflegebedürf-tigkeit gestellt haben, aber in gleicher Weise körperlich oder geistig eingeschränkt sind wie anerkannte Pflegebedürftige, werden hier nicht mitgezählt.

Als Pflegebedürftige gelten hier Personen mit mindestens Pflege-grad 1.

Die Art und das Ausmaß der Hilfebedürftigkeit, die notwendig sind, um einen Leistungs-anspruch gegenüber der Pflegeversicherung zu erlangen, haben sich mit Einführung des neuen Pflegebedürftigkeitsbegriffs zum 1. Januar 2017 geändert (Rothgang & Müller, 2019, S. 25). Zunächst galten nur verrichtungsbezogene Einschränkungen als Begrün-dung für eine Einstufung in die Pflegebedürftigkeit und nur Personen mit entsprechenden Einschränkungen hatten einen Anspruch auf Leistungen der Pflegeversicherung. Ab dem Jahr 2008 konnten auch Personen mit eingeschränkter Alltagskompetenz (PEA) Betreu-ungsleistungen beziehen – auch wenn sie (noch) nicht als pflegebedürftig galten (Pflege-stufe 0). Ab dem Jahr 2013 konnten PEA mit Pflegestufe 0 auch Pflegegeld und Pfle-gesachleistungen in Anspruch nehmen. Mit diesem Leistungsanspruch sind die PEA mit Pflegestufe 0 auch in der Pflegestatistik aufgeführt. Seit 2017 gilt der neue Pflegebedürf-tigkeitsbegriff, der sowohl körperliche als auch geistige Einschränkungen systematisch berücksichtigt. Personen mit Pflegestufe 0 sind im Zuge der Umstellung auf Pflegegrade in Pflegegrad 2 übergeleitet worden – ebenso wie auch Pflegebedürftige in Stufe I ohne erheblich eingeschränkte Alltagskompetenz. Für die Pflegebedürftigen mit dem neu ein-geführten Pflegegrad 1 besteht zwar kein Anspruch auf die Hauptleistungen der Pflege-versicherung (Pflegegeld, Pflegesachleistungen, Leistungen bei vollstationärer Pflege), auch sie werden aber nach dem gesetzlichen Verständnis als Pflegebedürftige erfasst. Um möglichst mit den Veröffentlichungen der amtlichen Statistik im Einklang zu bleiben, werden im Gegensatz zu den bisherigen Reporten nun auch die Pflegebedürftigen mit Pflegegrad 1 durchgängig mitgezählt. Dies führt allerdings zu einem erheblichen statisti-schen Anstieg der Zahl der Pflegebedürftigen, der lediglich der neuen sozialrechtlichen Definition geschuldet ist.

Die Anzahl der Pflegebedürftigen (basierend auf BARMER-Daten) differenziert nach Pflegeleistung, Pflegegrad, Altersgruppe, Bundesland und Geschlecht für die Jahre 2017 bis 2023 wird in interaktiven Grafiken auf der Website dargestellt.

www.bifg.de/Y925PF

Tabelle 2.1: Pflegebedürftige nach Jahren im Ländervergleich

www.bifg.de/Y925Pd

www.bifg.de/Y925PX

	Anzahl der Pflegebedürftigen in Tausend			Veränderung der Zahl der Pflegebedürftigen in Prozent	
	2017	2019	2021	2019 vs. 2017	2021 vs. 2019
Baden-Württemberg	400	472	540	18,0	14,5
Bayern	401	492	578	22,6	17,5
Berlin	137	158	186	16,1	17,1
Brandenburg	133	154	185	15,6	19,9
Bremen	29	35	42	18,8	21,6
Hamburg	64	77	90	21,7	16,8
Hessen	263	311	368	18,1	18,6
Mecklenburg-Vorpommern	92	103	123	12,4	19,3
Niedersachsen	389	456	543	17,3	19,0
Nordrhein-Westfalen	773	965	1.192	24,8	23,5
Rheinland-Pfalz	162	203	241	25,3	19,1
Saarland	46	55	71	20,7	27,5
Sachsen	206	251	311	21,8	23,9
Sachsen-Anhalt	111	130	166	16,5	28,3
Schleswig-Holstein	110	130	159	18,5	21,6
Thüringen	116	136	166	16,9	22,8
Deutschland	3.431	4.128	4.961	20,3	20,2

Anmerkung: Für das Jahr 2017 sind mehr Fälle ausgewiesen als im Pflegereport 2022, da in dieser Tabelle die aktualisierten Daten aus dem Forschungsdatenzentrum der Statistischen Ämter des Bundes und der Länder statt der veröffentlichten Daten auf GBE-Bund.de genutzt wurden.
Quelle: FDZ-StaBu (2023); eigene Berechnungen

Seit Inkrafttreten der Pflegeversicherung ist eine stetige Zunahme der Zahl der Pflegebedürftigen zu beobachten. Diese lag mit Berücksichtigung der PEA und ohne Pflegegrad 1 in den Zweijahresvergleichen der Pflegeversicherung zwischen 1,2 Prozent und 11,2 Prozent. Mit der Einführung der Pflegegrade kam es dabei zu einem besonders hohen Anstieg, da dadurch der Kreis der Leistungsberechtigten deutlich ausgeweitet wurde (Rothgang &

Müller, 2021). Im Vergleich der Berichtsjahre 2019 zu 2017 und 2021 zu 2019 zeigen sich anhand der Pflegestatistik weitere Anstiege um jeweils über 20 Prozent (Tabelle 2.1). Dabei ist aber anzumerken, dass in der Pflegestatistik die Fallzahlen mit Pflegegrad 1 noch deutlich unterschätzt sind. Dies betrifft insbesondere die Berichterstattung für das Jahr 2017. Der Einführungseffekt mit den starken Fallzahlensteigerungen ist dennoch nicht beendet. Anhand der BARMER-Daten zeigt sich im Vergleich der Jahre 2021 und 2023 eine weitere Zunahme der Zahl der Pflegebedürftigen um 16,2 Prozent (Abbildung 2.3).

In der Entwicklung zeigen sich insgesamt erhebliche regionale und zeitliche Unterschiede (Tabelle 2.1). Höhere Steigerungsraten als im Bundesdurchschnitt zeigen sich über beide Vergleichsjahre in Nordrhein-Westfalen und in Sachsen. Die niedrigsten Steigerungsraten finden sich in Mecklenburg-Vorpommern, Baden-Württemberg und Berlin.

Ausweislich der Pflegestatistik sind die meisten Pflegebedürftigen (40,8 Prozent) Ende 2021 in Pflegegrad 2 eingestuft (Abbildung 2.1). Weniger als ein Drittel (28,5 Prozent) sind in Pflegegrad 3, knapp ein Achtel (12,3 Prozent) in Pflegegrad 4 und etwa jeder Zwanzigste (4,9 Prozent) in Pflegegrad 5 eingestuft. Von den Pflegebedürftigen sind zudem 13,4 Prozent mit Pflegegrad 1 und 0,1 Prozent noch ohne Pflegegrad in der Pflegestatistik erfasst. Diese Anteilswerte unterscheiden sich zwischen den Bundesländern. Es zeigen sich in den ostdeutschen Bundesländern überdurchschnittliche Anteile mit den geringeren Pflegegraden 1 und 2. Insbesondere in Mecklenburg-Vorpommern sind diese Anteile erhöht (15,1 Prozent mit Pflegegrad 1 und 43,6 Prozent mit Pflegegrad 2). In den ostdeutschen Ländern ist der Pflegebedarf pro pflegebedürftige Person also durchschnittlich geringer. In Bayern gibt es hingegen trotz höherer ausgewiesener Anteile mit Pflegegrad 1 (15,0 Prozent) auch anteilig überdurchschnittlich viele Pflegebedürftige mit Pflegegrad 4 (12,9 Prozent) oder 5 (5,7 Prozent).

Die Verteilung nach Pflegegraden erscheint im Vergleich der beiden Datengrundlagen (Pflegestatistik des Statistischen Bundesamts in Abbildung 2.1 und BARMER-Daten in Abbildung 2.2) sehr ähnlich, was für die diesbezügliche Repräsentativität der BARMER-Daten spricht. Eine in den vergangenen Pflegestatistiken vorgefundene Untererfassung bei Pflegegrad 1 ist nicht mehr vorhanden (Abbildung 2.2).

Abbildung 2.1: Pflegegrade nach Bundesländern – Anteile im Jahr 2021 (Pflegestatistik)

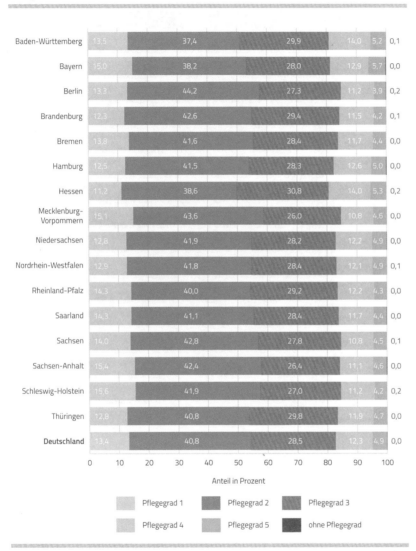

	Pflegegrad 1	Pflegegrad 2	Pflegegrad 3	Pflegegrad 4	Pflegegrad 5	ohne Pflegegrad
Baden-Württemberg	13,5	37,4	29,9	14,0	5,2	0,1
Bayern	15,0	38,2	28,0	12,9	5,7	0,0
Berlin	13,3	44,2	27,3	11,2	3,9	0,2
Brandenburg	12,3	42,6	29,4	11,5	4,2	0,1
Bremen	13,8	41,6	28,4	11,7	4,4	0,0
Hamburg	12,5	41,5	28,3	12,6	5,0	0,0
Hessen	11,2	38,6	30,8	14,0	5,3	0,2
Mecklenburg-Vorpommern	15,1	43,6	26,0	10,8	4,6	0,0
Niedersachsen	12,8	41,9	28,2	12,2	4,9	0,0
Nordrhein-Westfalen	12,9	41,8	28,4	12,1	4,9	0,1
Rheinland-Pfalz	14,3	40,0	29,2	12,2	4,3	0,0
Saarland	14,3	41,1	28,4	11,7	4,4	0,0
Sachsen	14,0	42,8	27,8	10,8	4,5	0,1
Sachsen-Anhalt	15,4	42,4	26,4	11,1	4,6	0,0
Schleswig-Holstein	15,6	41,9	27,0	11,2	4,2	0,2
Thüringen	12,8	40,8	29,8	11,9	4,7	0,0
Deutschland	13,4	40,8	28,5	12,3	4,9	0,0

Anteil in Prozent

Quelle: FDZ-StaBu (2023), eigene Berechnung

Abbildung 2.2: Pflegegrade nach Bundesländern – Anteile im Jahr 2021 (BARMER)

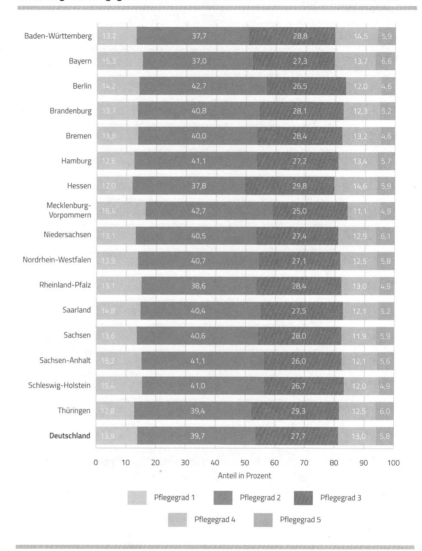

Quelle: BARMER-Daten 2021, hochgerechnet auf die Bevölkerung Deutschlands

Abbildung 2.3: Veränderung der Zahl der Pflegebedürftigen nach Bundesländern und nach Pflegegraden – 2023 gegenüber 2021 (BARMER)

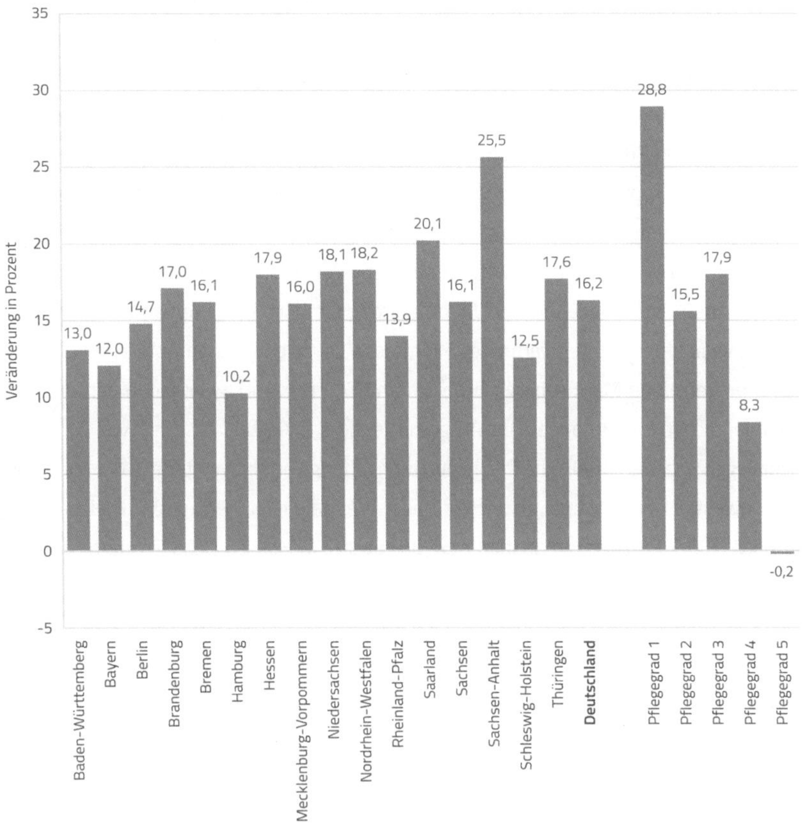

Quelle: BARMER-Daten 2021 und 2023, hochgerechnet auf die jeweilige Bevölkerung Deutschlands

Von 2021 bis 2023 stieg die Zahl der Pflegebedürftigen ausweislich der hochgerechneten BARMER-Daten um 16,2 Prozent (Abbildung 2.3). Damit liegt der Anstieg sogar noch etwas höher als in der Projektion im Pflegereport 2021. Dort wurde für den Vergleich der Jahre 2023 zu 2021 ein Anstieg um 9,8 Prozent projiziert. Die größten Anstiege sind mit den aktuellen Zahlen in Sachsen-Anhalt und im Saarland zu verzeichnen. Die geringsten Anstiege zeigen sich ganz im Süden und ganz im Norden.

Die Anstiege kommen nur in geringem Umfang durch eine Fallzahlsteigerung mit höheren Pflegegraden zustande. Bei Pflegegrad 5 gab es sogar einen geringen Rückgang. Die größte Zunahme gab es mit 28,8 Prozent in der Zahl der Personen mit Pflegegrad 1.

Nach der Pflegestatistik zeigen sich auch bei den Versorgungsarten deutliche Unterschiede in der regionalen Verteilung (Abbildung 2.4). So liegt der Anteil der in Pflegeheimen versorgten Pflegebedürftigen im Jahr 2021 in Schleswig-Holstein mit 21,9 Prozent um fast sechs Prozentpunkte höher als im Bundesdurchschnitt (16,0 Prozent) und um fast neun Prozentpunkte höher als in Brandenburg, das mit 13,1 Prozent den niedrigsten Wert aller Bundesländer aufweist. Die häusliche Pflege unter Beteiligung ambulanter Pflegedienste ist dagegen in den Stadtstaaten Hamburg und Bremen sowie in Ostdeutschland am weitesten verbreitet. Hier finden sich die höchsten Anteile in Hamburg (27,4 Prozent) und Mecklenburg-Vorpommern (27,3 Prozent), während in den meisten westdeutschen Bundesländern die Anteile unter dem Bundesdurchschnitt von 21,1 Prozent liegen. Die ausschließliche Pflege durch Angehörige erfolgt verstärkt in der Mitte und im Südwesten Deutschlands, also in Nordrhein-Westfalen (55,0 Prozent), in Baden-Württemberg (53,9 Prozent), im Saarland (53,8 Prozent), in Hessen (55,3 Prozent) sowie in Rheinland-Pfalz (53,2 Prozent).

Die regionale Verteilung der pflegebedürftigen Menschen im Jahr 2021 nach Versorgungsarten entspricht im Ranking weitgehend derjenigen in den Vorjahren (Rothgang & Müller, 2022, S. 53). Die Inanspruchnahme der Versorgungsarten korreliert mit der Angebotsstruktur (Rothgang et al., 2016, S. 105, 110). Dementsprechend ist der Anteil der stationär versorgten Pflegebedürftigen höher, wenn die Anzahl der zur Verfügung stehenden Heimplätze pro 100 Pflegebedürftige höher ist (Kapitel 2.2.2). Entsprechend werden mehr Pflegebedürftige durch ambulante Pflegedienste versorgt, wenn die Anzahl der zur Verfügung stehenden Beschäftigten gemessen in Vollzeitäquivalenten (VZÄ) (Kapitel 2.2.1) in den ambulanten Pflegediensten höher liegt.

Abbildung 2.4: Versorgungsarten nach Bundesländern – Anteile im Jahr 2021 (Pflegestatistik)

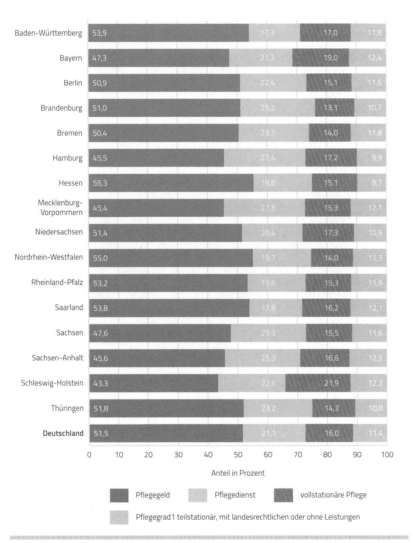

Anteil in Prozent

Pflegegeld   Pflegedienst   vollstationäre Pflege

Pflegegrad 1 teilstationär, mit landesrechtlichen oder ohne Leistungen

Anmerkung: teilstationäre Pflege bei Pflegegrad 2 bis 5 nicht berücksichtigt, vollstationäre Pflege umfasst Dauerpflege und Kurzzeitpflege
Quelle: FDZ-StaBu (2023), eigene Berechnung

Abbildung 2.5: Versorgungsarten nach Bundesländern – Anteile im Jahr 2021 (BARMER)

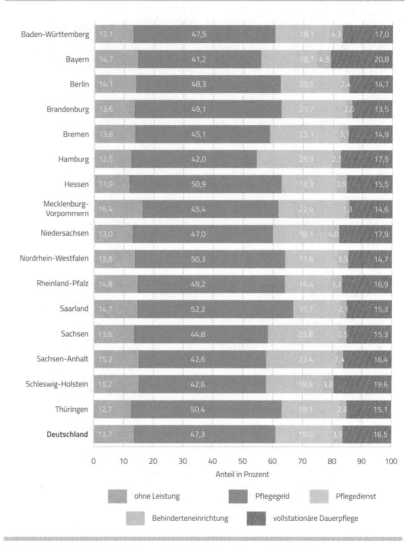

Quelle: BARMER-Daten 2021, hochgerechnet auf die Bevölkerung Deutschlands

Die Pflegestatistik gilt zwar als Vollerhebung, da sie alle häuslich und in Pflegeheimen versorgten Pflegebedürftigen umfasst, sie schließt aber die Pflegebedürftigen in den Einrichtungen der Hilfe für behinderte Menschen nicht mit ein. Gerade junge Pflegebedürftige sind aber sehr häufig auf diese Weise versorgt (Rothgang et al., 2017). In welchem Ausmaß auch Pflegebedürftige in Einrichtungen der Hilfe für behinderte Menschen versorgt werden, lässt sich mit den BARMER-Daten darstellen (Abbildung 2.5). Zudem sind in den BARMER-Daten auch Zeiten ohne die genannten Hauptleistungen vollumfänglich erfasst. Durch die zusätzliche Berücksichtigung weiterer Versorgungsarten unterscheiden sich die Anteilswerte auf Basis der BARMER-Daten etwas von denen in der Pflegestatistik.

Unabhängig von gegebenen Unterschieden in den Verteilungen lassen sich aktuelle Trends mit den BARMER-Daten beschreiben (siehe Abbildung 2.6), die mit den amtlichen Statistiken noch nicht beobachtbar sind, da diese nur die Entwicklung bis in das Jahr 2021 abbilden.

Die Zahl der Pflegebedürftigen in vollstationären Pflegeeinrichtungen stagniert schon einige Jahre und war in einigen Ländern – nicht zuletzt durch die Coronapandemie bedingt – phasenweise deutlich rückläufig (Rothgang & Müller, 2022; Rothgang et al., 2020). Im Vergleichszeitraum von 2021 bis 2023 steigt die Zahl der Pflegebedürftigen im Pflegeheim wieder leicht an. In der Summe bleibt es aber bei einer Stagnation in der vollstationären Dauerpflege. Im Zeitraum von 2021 bis 2023 steigt die Zahl der Pflegebedürftigen, die von Pflegediensten versorgt werden, um 6,5 Prozent und die Zahl der Pflegegeldempfänger sogar um 22,1 Prozent. Nachdem die Zahl der Pflegebedürftigen in Einrichtungen der Behindertenhilfe nach der Umstellung von Pflegestufen auf Pflegegrade um 42,2 Prozent gestiegen ist (Rothgang & Müller, 2018, S. 58), hat sich der Anstieg normalisiert und beträgt im Vergleich von 2023 zu 2021 noch 5,1 Prozent. Die größte Zunahme in der Zahl der Pflegebedürftigen (+28,9 Prozent) gibt es aber bei denjenigen ohne die genannten Leistungen. Dies betrifft den Großteil der Pflegebedürftigen mit Pflegegrad 1. Fast die Hälfte der Pflegebedürftigen beziehen ausschließlich Pflegegeld (Abbildung 2.5). Kombiniert mit der Steigerung von 22,1 Prozent in dieser Gruppe wird deutlich, dass der weit überwiegende Teil der Gesamtfallzahlsteigerung auf diese Teilgruppe entfällt.

starke Zuwächse bei der Nutzung von Pflegegeld und bei Pflegegrad 1 ohne Hauptpflegeleistungen

Abbildung 2.6: Veränderung der Zahl der Pflegebedürftigen nach Versorgungsarten und Bundesländern – 2023 gegenüber 2021 (BARMER)

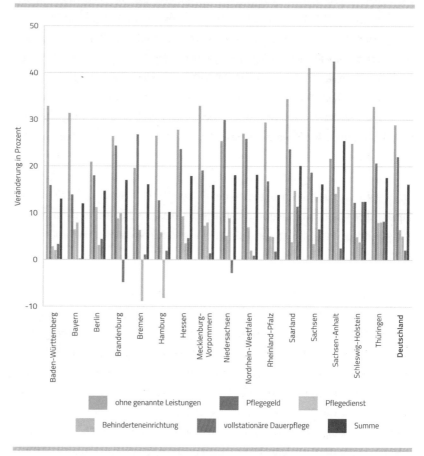

Quelle: BARMER-Daten 2021 und 2023, hochgerechnet auf die jeweilige Bevölkerung Deutschlands

2.1.2 Prävalenzen: Anteil der Pflegebedürftigen an der Bevölkerung

Die Zahl der Pflegebedürftigen ist in erster Linie davon abhängig, wie groß die Population ist. Um die individuelle Wahrscheinlichkeit zu ermitteln, pflegebedürftig zu sein, muss daher die Zahl der Pflegebedürftigen in dieser Population zu deren Gesamtzahl ins Verhältnis gesetzt werden. Die resultierende Zahl ist die Pflegeprävalenz – auch Pflegequote genannt.

Tabelle 2.2: Pflegeprävalenz in den Jahren 2017, 2019 und 2021 im Ländervergleich

	Pflegeprävalenz in Prozent			Veränderung der Pflegeprävalenz in Prozentpunkten	
	2017	2019	2021	2019 vs. 2017	2021 vs. 2019
Baden-Württemberg	3,63	4,25	4,86	0,62	0,61
Bayern	3,09	3,75	4,39	0,66	0,64
Berlin	3,78	4,32	5,04	0,54	0,73
Brandenburg	5,32	6,11	7,28	0,79	1,17
Bremen	4,27	5,08	6,22	0,80	1,14
Hamburg	3,47	4,19	4,87	0,72	0,68
Hessen	4,21	4,94	5,85	0,73	0,91
Mecklenburg-Vorpommern	5,69	6,40	7,63	0,72	1,22
Niedersachsen	4,89	5,71	6,76	0,82	1,06
Nordrhein-Westfalen	4,32	5,38	6,65	1,06	1,27
Rheinland-Pfalz	3,97	4,95	5,88	0,98	0,93
Saarland	4,61	5,61	7,18	1,00	1,58
Sachsen	5,05	6,16	7,68	1,11	1,52
Sachsen-Anhalt	5,00	5,91	7,67	0,90	1,76
Schleswig-Holstein	3,80	4,49	5,43	0,68	0,94
Thüringen	5,39	6,36	7,89	0,96	1,54
Deutschland	4,14	4,96	5,96	0,82	1,00

Anmerkung: Für das Jahr 2017 sind mehr Fälle ausgewiesen als im Pflegereport 2022, da in dieser Tabelle die aktualisierten Daten aus dem Forschungsdatenzentrum der Statistischen Ämter des Bundes und der Länder statt der veröffentlichten Daten auf GBE-Bund.de genutzt wurden.
Quelle: FDZ-StaBu (2023); Statistisches Bundesamt (2023a), eigene Berechnung

Deutschlandweit wie auch in allen Bundesländern steigt die Gesamtpflegeprävalenz ausweislich der Pflegestatistik im gesamten Zeitraum der Berichterstattung. Galten im Jahr 1999 insgesamt 2,45 Prozent der Bevölkerung in Deutschland als pflegebedürftig (Rothgang et al., 2020), waren es im Jahr 2021 schon 5,96 Prozent (Tabelle 2.2). 2017 lag die erfasste Pflegeprävalenz noch zwischen 3,09 Prozent (Bayern) und 5,69 Prozent (Mecklenburg-Vorpommern). Im Jahr 2021 lag sie dann schon zwischen 4,39 Prozent in Bayern und 7,89 Prozent in Thüringen. Auch wenn die Extremwerte in Bayern und die hohen Werte in Mecklenburg-Vorpommern geblieben sind, zeigen sich doch zwischen den Bundesländern unterschiedliche Zuwächse. Die geringsten Zuwächse – ausgedrückt

Anstieg der Gesamtprävalenz

in Prozentpunkten – gab es von 2017 bis 2021 in den prosperierenden Bundesländern Baden-Württemberg, Bayern, Berlin und Hamburg (1,23 bis 1,40 Prozentpunkte) und die höchsten vornehmlich in den ostdeutschen Ländern, aber auch in Nordrhein-Westfalen und im Saarland (1,94 bis 2,66 Prozentpunkte).

Tabelle 2.3: Pflegeprävalenz nach Altersklassen und Jahren im Ländervergleich in Prozent

	unter 75 Jahre		75 bis 84 Jahre		85 bis 89 Jahre		90 Jahre und älter	
	2019	2021	2019	2021	2019	2021	2019	2021
Baden-Württemberg	1,5	1,8	17,3	20,2	46,0	47,5	73,6	74,7
Bayern	1,2	1,5	15,7	18,8	42,6	46,3	69,7	74,7
Berlin	1,8	2,2	18,1	21,7	44,2	47,8	70,5	77,9
Brandenburg	2,2	2,8	21,5	26,8	54,3	59,1	82,0	87,9
Bremen	2,0	2,6	20,2	24,6	48,4	53,6	72,0	76,6
Hamburg	1,7	2,1	18,0	20,8	43,3	45,2	68,4	73,4
Hessen	1,8	2,3	20,7	24,5	51,4	55,0	76,6	80,7
Mecklenburg-Vorpommern	2,4	3,0	22,6	27,3	57,1	61,8	84,8	90,7
Niedersachsen	2,1	2,7	22,2	26,3	55,5	59,1	82,8	86,9
Nordrhein-Westfalen	2,0	2,7	22,0	27,5	52,1	58,2	78,1	84,4
Rheinland-Pfalz	1,7	2,2	20,2	24,0	50,3	55,0	75,9	80,8
Saarland	2,0	2,8	21,1	28,1	50,3	59,2	76,0	85,3
Sachsen	2,0	2,7	19,5	25,9	51,8	60,6	82,4	90,8
Sachsen-Anhalt	2,1	2,8	19,2	25,9	49,8	60,3	79,7	90,3
Schleswig-Holstein	1,8	2,2	15,7	18,8	41,4	44,8	69,0	73,7
Thüringen	2,3	3,1	21,7	27,7	54,9	61,6	82,4	90,0
Deutschland	1,8	2,3	19,6	23,9	49,4	54,1	76,3	81,6

Quelle: Statistisches Bundesamt (2022a)

Die Gesamtprävalenz ist vor allem abhängig von der Altersstruktur der betreffenden Population, da insbesondere die hochaltrige Bevölkerung zu einem höheren Anteil pflegebedürftig ist (Rothgang & Müller, 2021, S. 55). Verändert sich der Anteil der älteren Personen in einer Population, so verändert sich – ceteris paribus – auch die Zahl der Pflegebedürftigen. Für einen regionalen Vergleich ist es daher interessant, den Teil des Unterschieds zu ermitteln, der auf eine unterschiedliche Altersstruktur zurückzuführen ist, und ihn dem Teil gegenüberzustellen, der auf unterschiedlichen altersspezifischen Pflegehäufigkeiten beruht.

Tabelle 2.3 zeigt die deutlich höheren Prävalenzen im höheren Alter. Trotz der schon hohen Prävalenz von 76,3 Prozent bei den über 90-Jährigen im Jahr 2019 ist in dieser Altersgruppe die Steigerung der Prävalenz noch am höchsten. Im Jahr 2021 waren es mit 81,6 Prozent noch einmal 5,3 Prozentpunkte mehr als 2019. Aber auch in den anderen Altersgruppen zeigen sich deutliche Steigerungen. Ein Großteil der Steigerung der Gesamtprävalenz ist in der Alterung der Bevölkerung begründet. Diese altersspezifischen Trends sind nicht in allen Bundesländern gleich. So sind die Steigerungen in den ostdeutschen Ländern sowie in Nordrhein-Westfalen und im Saarland in allen Altersklassen überproportional hoch.

altersspezifische Prävalenzsteigerungen

Ein nicht unerheblicher Teil der Steigerungen in den Prävalenzen ist in der Leistungsausweitung des Pflegeversicherungssystems und in der zeitweisen Untererfassung bei Pflegegrad 1 begründet. Um den Gesamteffekt der Altersverteilung auf die landesspezifischen Prävalenzen zu ermitteln, werden im Folgenden die Pflegeprävalenzen des Jahres 2021 für Männer und Frauen für die einzelnen Bundesländer unter Verwendung der Bevölkerungsfortschreibung von 2021 sowie der Pflegestatistik des Jahres 2021 berechnet.

Dabei wird zunächst die gegebene Zahl der Pflegebedürftigen in Beziehung zur jeweiligen Landesbevölkerung gesetzt und so die tatsächliche Gesamtpflegeprävalenz ermittelt. Dies sind die Werte in Tabelle 2.2. Diese ist aber stark von der Altersstruktur des Bundeslands abhängig. Um demografische Effekte herauszurechnen, müssen alters- und geschlechtsspezifische Prävalenzen je Bundesland berechnet werden. Diese werden dann auf eine Standardpopulation (hier Deutschland im Jahr 2021) projiziert (Standardisierung). Aus der Summe der einzelnen so errechneten Zahlen pflegebedürftiger Personen je Altersgruppe errechnet sich die standardisierte Gesamtprävalenz. Bei dieser standardisierten Gesamtpflegeprävalenz handelt es sich somit um eine hypothetische Pflegeprävalenz, die vorliegen würde, wenn jedes Bundesland die Alters- und Geschlechterverteilung von Deutschland aufwiese.

Abbildung 2.7: Originale und standardisierte Pflegeprävalenzen nach Bundesländern im Jahr 2021

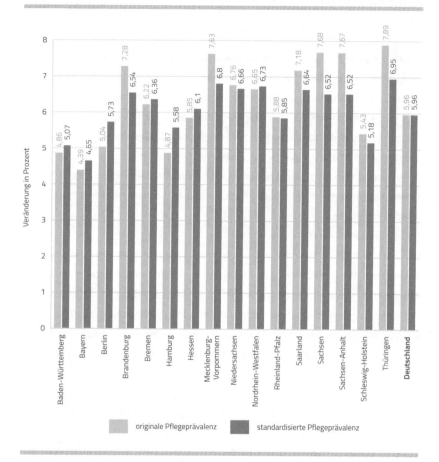

Anmerkung: Standardisierung nach Geschlecht und 5-Jahres-Altersgruppen auf die Bevölkerung Ende 2021
Quelle: FDZ-StaBu (2023); Statistisches Bundesamt (2023a), eigene Berechnung

doppelte Herausforderung in Ostdeutschland: ungünstige Altersstruktur und höhere altersspezifische Pflegewahrscheinlichkeit

Auch bei Betrachtung der auf die Bevölkerung Deutschlands standardisierten Prävalenzen bleibt die Rangfolge der Bundesländer weitgehend erhalten (Abbildung 2.7): Höhere altersstandardisierte Pflegeprävalenzen finden sich überwiegend im Osten und niedrigere Pflegeprävalenzen überwiegend im Westen. Dies korreliert mit den Einkommensunterschieden in den Bundesländern (Unger & Rothgang, 2010). Die Unterschiede zum

Bundesdurchschnitt sind nach der Standardisierung meist geringer als bei der Betrachtung der Originalbevölkerung, sie sind aber weiterhin vorhanden. Insbesondere die ostdeutschen Länder sind somit doppelt herausgefordert: In Bezug auf die Pflegebedürftigkeit haben sie eine ungünstigere Altersstruktur und gleichzeitig für das jeweilige Alter eine höhere Pflegewahrscheinlichkeit.

2.1.3 Begutachtungen

Die jeweils aktuelle Zahl der Pflegebedürftigen ergibt sich aus dem alten Bestand (Bestandsgröße), den Zugängen (inzidente Fälle) und den Abgängen (Reversibilität der Pflegebedürftigkeit beziehungsweise Tod). Die Pflegestatistik, das BMG und die PPV informieren zwar über den Bestand, nicht aber darüber, wie viele Pflegebedürftige neu hinzukommen und wie viele Personen aus dem Kreis der Pflegebedürftigen ausscheiden.

www.bifg.de/Y925Pv

Fast vollständige Zahlen zum Zugang bieten die Begutachtungsstatistiken des Medizinischen Dienstes (MD) für die SPV-Versicherten. Der Antrag auf Leistungen der Pflegeversicherung wird bei der zuständigen Pflegekasse gestellt (§ 18 SGB XI). Im Rahmen der SPV wird der MD mit einer Begutachtung beauftragt, ob Pflegebedürftigkeit im Sinne der Paragraphen 14 und 15 des SGB XI vorliegt. Wenn diejenigen, für die der Antrag gestellt wird, noch keine Pflegeversicherungsleistungen nach dem SGB XI beziehen, handelt es sich um eine Erstbegutachtung. Der MD spricht eine Empfehlung aus und die Pflegekasse folgt dabei in aller Regel der Begutachtung und den Empfehlungen des MD. Es kann also von einer weitgehenden Übereinstimmung der MD-Empfehlungen und der Bescheide der zuständigen Pflegekasse ausgegangen werden. Die positiven Erstbegutachtungen können so als inzidente Fälle interpretiert werden. Ein gleiches Verfahren wird bei Versicherten der privaten Pflegepflichtversicherung angewendet. Hierbei wird die Rolle des MD von der MEDICPROOF GmbH übernommen.

Neben den Erstbegutachtungen werden auch Widerspruchs- und Höherstufungs- oder Wiederholungsbegutachtungen durchgeführt. Höherstufungs- oder Wiederholungsbegutachtungen werden auf Initiative der Versicherten oder der Pflegekassen beziehungsweise des Versicherungsunternehmens durchgeführt, wenn etwa eine Zunahme des Hilfebedarfs vermutet wird. Widerspruchgutachten erfolgen, wenn Versicherte Einspruch gegen den Leistungsbescheid der Leistungsträger erheben.

Die Zahl der Begutachtungen ist in den Jahren 2017 bis 2023 von 2,0 Millionen auf 2,9 Millionen gestiegen (Tabelle 2.4). Zum Jahr 2017 wurden für Pflegebedürftige ihre bisherigen Pflegestufen und Feststellungen der Alltagskompetenz in Pflegegrade über-geleitet. Aufgrund der Überleitungsvorschriften konnten 2017 teilweise keine Höherstu-fungsanträge gestellt werden. Verbunden mit der Einführung der Pflegegrade ist eine Ausweitung des prinzipiell berechtigten Personenkreises. Dies spiegelt sich auch in den hohen Zahlen der Erstgutachten wider. Nach dem ersten Jahr mit den Pflegegraden ging die Zahl der Erstgutachten entsprechend wieder leicht zurück. Absolut und relativ hat aber die Zahl der Höherstufungs-, Rückstufungs- und Wiederholungsbegutachtungen stetig zugenommen. Dies hängt direkt damit zusammen, dass es immer mehr Pflegebe-dürftige gibt und die Dauern der Pflegebedürftigkeit immer länger werden (Rothgang & Müller, 2023, S. 79). Ein besonderer Effekt ist aber in der Überleitung von Pflegestufen zu Pflegegraden im Jahr 2017 zu sehen. Mit der Einführung der Pflegegrade gab es eine großzügige Überleitung von Pflegestufen auf Pflegegrade und einen Bestandsschutz der gegebenen Leistungsansprüche (Rothgang & Kalwitzki, 2015). Entsprechend gab es mit 636.000 Höherstufungs-, Rückstufungs- und Wiederholungsbegutachtungen im Jahr 2017 relativ wenige Begutachtungen, die am jeweiligen Status quo etwas ändern könn-ten. Der Anteil lag nur bei 31,7 Prozent aller Begutachtungen. Bis zum Jahr 2023 ist dieser Anteil mit 1.379.000 Begutachtungen nun auf 47,8 Prozent gestiegen und ist damit größer als der Anteil der Erstgutachten. Die Widerspruchsgutachten sind deutlich selte-ner. Sie machen allerdings im Jahr 2020 einen merklichen Sprung von 139.000 auf 182.000. Diese Entwicklung ist zum Teil der gestiegenen Fallzahl der Begutachtungen insgesamt geschuldet. Im Jahr 2023 hat die Zahl der Begutachtungen aber in allen Berei-chen überdurchschnittlich zugenommen.

Tabelle 2.4: Zahl der Begutachtungen der MD und der Knappschaft nach Gutachtenart

Jahr	Anzahl der Begutachtungen in Tausend			
	insgesamt	Erstgutachten	Höherstufungs-/Rückstufungs-/ Wiederholungsbegutachtungen	Widerspruchs-gutachten
2017	2.004	1.239	636	129
2018	2.116	1.146	837	134
2019	2.231	1.111	981	139
2020	2.454	1.159	1.113	182
2021	2.483	1.158	1.143	182
2022	2.644	1.191	1.259	193
2023	2.886	1.294	1.379	213

Anmerkung: ohne Begutachtungen in Fällen mit verkürzter Begutachtungsfrist
(Pflegegrad noch nicht feststellbar)
Quelle: MD-Bund (2024); Rothgang & Müller (2023, S. 64)

Im Zeitverlauf geändert haben sich die in der Begutachtung festgestellten Schweregrade der Pflegebedürftigkeit. Die Zahl der Erstbegutachtungen mit resultierenden Pflegegraden 1 nimmt stetig zu (Abbildung 2.8). Sie stieg von 256.681 Fällen im Jahr 2017 auf 376.375 Fälle im Jahr 2023. Aber auch die Zahl der Begutachtungen mit Pflegegrad 2 ist im Jahr 2023 deutlich angestiegen. Trotz einer zuletzt deutlich erhöhten Zahl an Anträgen ist der Anteil der negativen Bescheide in den Jahren nach der Umstellung auf Pflegegrade deutlich zurückgegangen. Der Anteil der nicht als pflegebedürftig eingestuften Personen war in den Jahren 2018 bis 2020 mit Werten zwischen 15,6 und 16,5 Prozent deutlich niedriger als im Jahr 2017 (20,7 Prozent). In den Jahren 2021 bis 2023 lag der Anteil sehr konstant bei etwa 17,5 Prozent. Die positiven Begutachtungen im Jahr 2023 mit Pflegegraden 3 bis 5 blieben absolut ebenfalls weiterhin unter der Zahl aus dem Jahr 2017.

Erstbegutachtungen: starke Steigerung bei Pflegegrad 1 und 2

Abbildung 2.8: Ergebnisse von Erstbegutachtungen von Pflegebedürftigkeit durch den MD und die Knappschaft

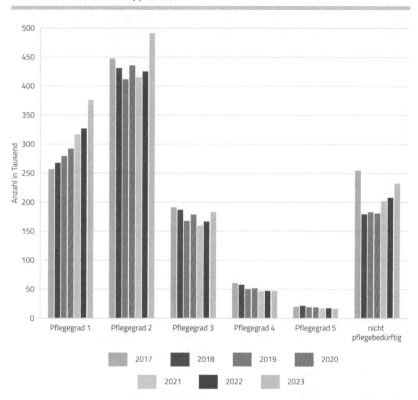

Pflegegrad	2017	2018	2019	2020	2021	2022	2023
PG 1	256.681	267.716	279.289	292.024	316.678	326.913	376.375
PG 2	447.586	431.189	411.816	435.808	415.304	425.379	490.997
PG 3	191.177	187.169	167.300	178.877	159.751	166.441	183.146
PG 4	61.048	58.046	50.577	52.112	46.573	47.413	47.490
PG 5	19.938	21.705	19.077	19.058	17.371	17.323	16.675
nicht pflegebe-dürftig	254.548	179.688	183.064	180.974	202.184	207.939	232.489
Summe Erstgutachten	1.230.978	1.145.513	1.111.123	1.158.853	1.157.861	1.191.408	1.347.172

Anmerkung: ohne Begutachtungen in Fällen mit verkürzter Begutachtungsfrist (Pflegegrad noch nicht feststellbar) und ohne rund 10.000 Begutachtungen der Knappschaft im Jahr 2017 nach altem Begutachtungsverfahren
Quelle: MD-Bund (2024)

Die Begutachtungsstatistik der MEDICPROOF GmbH ist etwas anders strukturiert (Tabelle 2.5). Neben den Erstgutachten und Veränderungsgutachten werden beispielsweise auch Pflegehilfsmittelgutachten ausgewiesen. Dementsprechend liegt der Anteil der Erstgutachten für das Jahr 2023 nicht wie in der MD-Statistik bei knapp 45, sondern nur bei 42 Prozent. Dennoch ist in der Begutachtungsstatistik der MEDICPROOF GmbH der Anteil der Erstbegutachtungen am größten. Die Zahl der Auftragseingänge ist im Vergleich der Jahre 2023 und 2017 um 57,7 Prozent gestiegen, was für die Zukunft auch für die private Pflegeversicherung zu bedeuten hat, dass auch in ihrem Versicherungszweig die Fallzahlen steigen werden. Nach an anderer Stelle durchgeführten Vorausberechnungen wird der Anstieg deutlich stärker sein als in der SPV (Rothgang & Domhoff, 2019, S. 61 f.). Im Jahr 2020 ist die Zahl der Auftragseingänge zwar um zwei Prozent zurückgegangen, was mit der Coronapandemie im Zusammenhang stehen kann. Im Jahr 2021 ist die Zahl allerdings wieder um 19,6 Prozent gestiegen. Während im Jahr 2020 leichte Verschiebungen in Richtung höherer Pflegegrade zu sehen sind, verschieben sich die Proportionen seit 2021 stärker in Richtung niedrigerer Pflegegrade als in den Jahren zuvor. Dies könnte ein Hinweis auf aufgeschobene Begutachtungen bei leichter Pflegebedürftigkeit im Jahr 2020, dem ersten Coronajahr, sein.

Ebenso wie in der MD-Statistik gibt es einen höheren Anteil mit niedrigeren Pflegegraden. Der Anteil der als nicht leistungsberechtigt eingestuften Personen liegt bei den PPV-Begutachtungen über die Jahre 2017 bis 2023 mit durchschnittlich sechs Prozent aller Einstufungsgutachten und neun Prozent aller Erstgutachten deutlich niedriger als bei den Begutachtungen der SPV-Versicherten. Wenn PPV-Versicherte erstmals positiv begutachtet wurden, dann resultierte daraus häufiger ein höherer Schweregrad als bei SPV-Versicherten.

Tabelle 2.5: Begutachtungen durch MEDICPROOF in den Jahren 2017 bis 2023

	2017	2018	2019	2020	2021	2022	2023
Auftragseingänge zu Begutachtungen	189.093	206.756	224.161	219.661	262.669	267.897	298.166
Arten der Begutachtungen in Prozent							
Erstgutachten (inkl. wiederholter Erstgutachten)	51	46	42	43	40	41	42
Veränderungsgutachten	26	31	33	36	33	34	35
Wiederholungsgutachten	4	5	6	2	7	5	5
Pflegehilfsmittelgutachten	7	6	7	7	6	5	5
Zweitgutachten	4	4	4	4	4	5	4
Sonstiges (u. a. Einstufung nach Aktenlage)	8	8	8	8	10	9	9
Pflegegrad aller Einstufungsgutachten in Prozent							
ohne Anspruch	6	6	6	5	6	6	6
PG 1	12	12	13	12	14	14	15
PG 2	29	29	29	28	29	29	30
PG 3	29	28	28	28	28	27	27
PG 4	17	18	18	19	17	16	15
PG 5	7	7	7	8	7	7	7
Pflegegrad aller Erstgutachten in Prozent							
ohne Anspruch	9	9	9	8	10	10	10
PG 1	17	18	20	20	22	22	24
PG 2	37	37	37	37	36	36	37
PG 3	26	24	23	24	22	21	20
PG 4	9	9	8	9	8	7	6
PG 5	3	3	3	3	3	3	2

Quelle: MEDICPROOF (2024); Rothgang & Müller (2023, S. 67)

2.1.4 Pflegeeintritt und Inzidenz

Eintritte allgemein

Wie viele Menschen in einem gegebenen Zeitraum leistungsberechtigt werden (Pflege-eintritte), lässt sich mit den Daten der Pflegestatistik nicht darstellen. Da die Empfehlungen der Begutachtungen üblicherweise von den Pflegekassen übernommen werden, liefert die Begutachtungsstatistik hierzu aber gute Hinweise. Allerdings lassen sich die veröffentlichten Angaben der Begutachtungsstatistik nicht regional differenzieren. Daher wird hierzu nachfolgend auf Hochrechnungen auf Basis der BARMER-Routinedaten zurückgegriffen. Tabelle 2.6 zeigt zunächst die Zahl der Pflegeeintritte im Zeitraum von 2017 bis 2023. In Abbildung 2.9 sind diese Zahlen in Relation zur nicht pflegebedürftigen Bevölkerung gesetzt, womit die Pflegeinzidenz abgebildet wird.

www.bifg.de/Y925Pg

Nach den Hochrechnungen der BARMER-Daten auf die Bundesbevölkerung gab es 2017 insgesamt 1,02 Millionen Pflegeeintritte. Nach diesem ersten Jahr mit einer Begutachtung nach dem neuen Begutachtungsinstrument verringerte sich die Zahl im nächsten Jahr auf 0,97 Millionen Pflegeeintritte. Nachfolgend stieg die Zahl kontinuierlich an. Im Vergleich mit dem Jahr 2017 liegt die Zahl der Pflegeeintritte im Jahr 2023 nun schon um 17,1 Prozent höher. Besonders hoch ist dabei der Anstieg um 7,8 Prozent im Jahr 2023 im Vergleich zum Vorjahr.

Tabelle 2.6: Eintritte in die Pflegebedürftigkeit nach Jahren im Ländervergleich in Tausend

Land	Jahr							Anstieg 2023 zu 2017 in Prozent
	2017	2018	2019	2020	2021	2022	2023	
Baden-Württemberg	119	113	113	116	125	126	128	7,2
Bayern	131	124	122	128	133	136	138	4,8
Berlin	39	35	36	38	40	40	44	14,1
Brandenburg	32	31	31	36	37	39	41	27,5
Bremen	10	9	8	8	9	10	11	4,5
Hamburg	20	19	19	19	19	19	20	0,5
Hessen	75	70	72	72	81	82	90	20,2
Mecklenburg-Vorpommern	20	19	21	22	24	24	27	37,6
Niedersachsen	107	102	104	106	111	121	137	28,0
Nordrhein-Westfalen	242	236	241	247	257	264	296	22,5
Rheinland-Pfalz	53	49	48	49	52	53	57	7,6
Saarland	14	14	14	15	16	16	19	29,9
Sachsen	60	56	61	63	65	64	67	12,1
Sachsen-Anhalt	29	29	29	35	37	41	45	53,0
Schleswig-Holstein	37	35	34	34	36	37	40	8,0
Thüringen	32	29	30	31	34	36	36	12,4
Deutschland	1.021	971	984	1.019	1.074	1.109	1.196	17,1

Anmerkung: Inzidenz = Pflegegrad 1 oder höher, wenn gleichzeitig in den zwölf Monate zuvor kein Pflegegrad 1 oder höher vorlag
Quelle: BARMER-Daten 2017 bis 2023, hochgerechnet auf die jeweilige Bevölkerung Deutschlands

Rückgang der Pflegeeintritte im Jahr 2018 und Anstieg seither – insbesondere in Sachsen-Anhalt und Mecklenburg-Vorpommern

Ähnliche Entwicklungen finden sich in den meisten Bundesländern. In fast allen Bundesländern hat nach 2017 zunächst ein Rückgang der Pflegeeintritte stattgefunden. Insbesondere in ostdeutschen Ländern gab es dann aber eine besonders starke Zunahme. In Sachsen-Anhalt (+53,0 Prozent) und in Mecklenburg-Vorpommern (+37,6 Prozent) fielen die Steigerungen zwischen 2017 und 2023 am stärksten aus (Tabelle 2.6). Die höheren Anstiege in diesen Ländern implizieren dort auch in naher Zukunft einen höheren Pflegebedarf.

Abbildung 2.9: Jahresinzidenz der Pflegebedürftigkeit je 1.000 nicht pflegebedürftige Personen

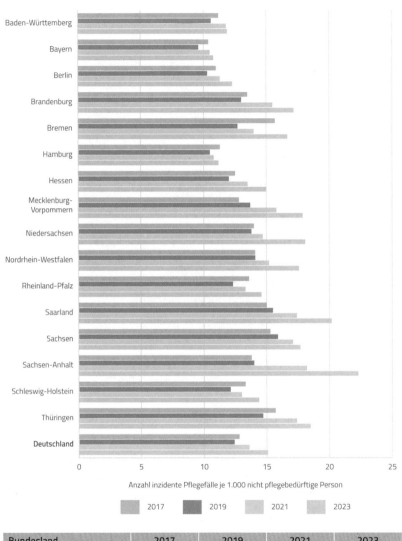

Anzahl inzidente Pflegefälle je 1.000 nicht pflegebedürftige Person

2017   2019   2021   2023

Bundesland	2017	2019	2021	2023
Baden-Württemberg	11,2	10,6	11,8	11,9
Bayern	10,4	9,6	10,5	10,8
Berlin	11,0	10,3	11,3	12,3
Brandenburg	13,5	13,0	15,5	17,2

Bundesland	2017	2019	2021	2023
Bremen	15,7	12,7	14,0	16,7
Hamburg	11,3	10,5	10,8	11,2
Hessen	12,5	12,0	13,5	15,0
Mecklenburg-Vorpommern	12,8	13,7	15,8	17,9
Niedersachsen	14,0	13,8	14,7	18,1
Nordrhein-Westfalen	14,1	14,1	15,2	17,6
Rheinland-Pfalz	13,6	12,3	13,3	14,6
Saarland	15,0	15,5	17,4	20,2
Sachsen	15,3	15,9	17,1	17,7
Sachsen-Anhalt	13,8	14,0	18,2	22,3
Schleswig-Holstein	13,3	12,1	13,0	14,4
Thüringen	15,7	14,7	17,4	18,5
Deutschland	12,8	12,4	13,6	15,1

Anmerkung: Inzidenz = Pflegegrad 1 oder höher, wenn gleichzeitig in den zwölf Monate zuvor kein Pflegegrad 1 oder höher vorlag
Quelle: BARMER-Daten 2017 bis 2023, hochgerechnet auf die jeweilige Bevölkerung Deutschlands

Rund 15 von 1.000 werden innerhalb eines Jahres pflegebedürftig.

Dass diese Entwicklung nicht auf einen Anstieg der Bevölkerungszahlen zurückzuführen ist, zeigt die Abbildung der Inzidenzen (Abbildung 2.9). Auch je 1.000 nicht pflegebedürftige Personen hat die Zahl der Neufälle im gleichen Umfang zugenommen. Nachdem im Jahr 2017 noch 12,8 Promille der nicht pflegebedürftigen Bevölkerung innerhalb des Jahres pflegebedürftig wurden, sank die Inzidenz zunächst auf 12,4 Promille im Jahr 2018 und stieg anschließend auf 15,1 Promille im Jahr 2023. Etwa 15 von 1.000 nicht pflegebedürftigen Personen werden also innerhalb eines Jahres pflegebedürftig.

Die Unterschiede in den Inzidenzen zwischen den Ländern haben sich zwischen 2017 und 2023 teilweise sogar noch verstärkt: So finden sich in Bayern, Berlin, Hamburg und Baden-Württemberg auch im Jahr 2023 nur Inzidenzen um elf bis zwölf Promille, während diese in den ostdeutschen Ländern, im Saarland und in Nordrhein-Westfalen über 17 Promille liegen. Gleichzeitig sind auch in Bayern, Berlin und Hamburg die Bevölkerungszahlen um mehr als drei Prozent gestiegen, während sie im Saarland (+0,02 Prozent) und in Sachsen (+0,20 Prozent) stagnieren und in Sachsen-Anhalt (–1,92 Prozent) und Thüringen (–1,34 Prozent) sogar rückläufig waren (Statistisches Bundesamt, 2024c). Unterschiedliche Wanderungsbewegungen können Auswirkungen auf den Zähler wie auf den Nenner der Inzidenz haben. Auszugehen ist davon, dass die jüngeren und gesünderen

Menschen in die prosperierenden Regionen ziehen und die älteren und kränkeren in den anderen Regionen zurückbleiben, was dann zu einem Anstieg der Inzidenz führt.

Eintritte in die vollstationäre Dauerpflege

Die Leistungen der Pflegeversicherung sollen den Pflegebedürftigen helfen, trotz ihres Hilfebedarfs ein möglichst selbstständiges und selbstbestimmtes Leben zu führen (§ 2 SGB XI). Entsprechend soll die Pflegeversicherung mit ihren Leistungen vorrangig die häusliche Pflege und die Pflegebereitschaft der Angehörigen und Nachbarn unterstützen, damit die Pflegebedürftigen möglichst lange in ihrer häuslichen Umgebung bleiben können (§ 3 SGB XI). Vor diesem Hintergrund stellen Tabelle 2.7 und Abbildung 2.10 dar, wie sich die Zahl der Eintritte in die vollstationäre Pflege und die Jahresinzidenz bundesweit und regional geändert haben. Erfasst werden dabei alle Eintritte in die vollstationäre Dauerpflege, gleich ob mit oder ohne vorherige ambulante Pflege.

Nach den Hochrechnungen der BARMER-Daten ist die Gesamtzahl der Eintritte in die Pflegebedürftigkeit im Jahr 2018 rückläufig gewesen und in den Folge Jahren kontinuierlich gestiegen (Tabelle 2.6). Dabei liegt der Gesamtanstieg im Vergleich der Jahre 2023 mit 2017 bei 17,1 Prozent. Im Vergleich dazu fällt die Steigerung der Zahl der Heimeintritte um 66,6 Prozent im Vergleich der Jahre 2023 und 2017 weitaus höher aus (Tabelle 2.7). Diese besondere Steigerungsrate scheint aber teilweise durch die Reaktionen auf die Coronapandemie bedingt. Denn in den Jahren 2017 bis 2019 zeichnete sich ein stetiger und gleichmäßiger Anstieg ab, der aber im Jahr 2020 vehement unterbrochen wurde. Statt eines gleichmäßigen Anstiegs auf rund 350.000 oder 360.000 kam es zu einer Reduktion auf rund 295.000 Eintritte in die vollstationäre Dauerpflege. Die Eintrittszahlen aus den Folge Jahren passen eher wieder in den langfristigen Trend, sie fallen aber teilweise höher aus, als aus dem langfristigen Trend zu erwarten wäre. Hier lässt sich somit auch ein Aufholeffekt aus dem Jahr 2020 vermuten. Zudem wird die erhöhte Sterbequote zu Coronazeiten (Rothgang & Müller, 2022) bei gegebener hoher Auslastung mit ursächlich dafür sein, dass anschließend die Plätze schneller wieder belegt werden können. Die größten Zuwächse im Vergleich der sieben Jahre lassen sich in Thüringen (+249 Prozent), Schleswig-Holstein (+211 Prozent) und Hamburg (+197 Prozent) beobachten. Die geringsten Anstiege finden sich in Berlin (+15 Prozent), Mecklenburg-Vorpommern (+27 Prozent) und Brandenburg (+30 Prozent).

Rückgang der Eintritte in die vollstationäre Pflege im ersten Coronajahr und Aufholeffekt in den Folge Jahren

Tabelle 2.7: Eintritte in die vollstationäre Dauerpflege nach Jahren im Ländervergleich in Tausend

Land	Jahr							Anstieg 2023 zu 2017 in Prozent
	2017	2018	2019	2020	2021	2022	2023	
Baden-Württemberg	36	40	44	36	44	45	49	38,3
Bayern	45	46	47	43	70	56	80	75,8
Berlin	11	12	12	10	19	30	13	14,6
Brandenburg	8	9	9	9	12	13	11	30,5
Bremen	2	3	3	2	3	3	4	63,3
Hamburg	6	6	8	7	7	11	18	197,5
Hessen	20	23	22	21	26	26	30	51,1
Mecklenburg-Vorpommern	5	6	6	5	7	7	7	27,1
Niedersachsen	33	36	36	35	45	42	53	63,2
Nordrhein-Westfalen	62	68	66	64	81	80	86	38,0
Rheinland-Pfalz	15	16	16	14	17	23	28	88,9
Saarland	4	4	4	4	5	8	7	74,9
Sachsen	16	18	28	16	23	21	22	37,4
Sachsen-Anhalt	8	10	9	9	14	12	14	68,2
Schleswig-Holstein	12	12	14	11	14	27	36	211,1
Thüringen	8	9	9	8	14	17	29	249,5
Deutschland	293	318	331	295	402	421	489	66,6

Anmerkung: Inzidenz = Eintritt in die vollstationäre Dauerpflege mit Pflegegrad 1 oder höher, wenn gleichzeitig in den zwölf Monate zuvor keine vollstationäre Dauerpflege mit Pflegegrad 1 oder höher vorlag
Quelle: BARMER-Daten 2017 bis 2023, hochgerechnet auf die jeweilige Bevölkerung Deutschlands

Abbildung 2.10: Jahresinzidenz der vollstationären Dauerpflege je 1.000 Personen außerhalb der Einrichtungen

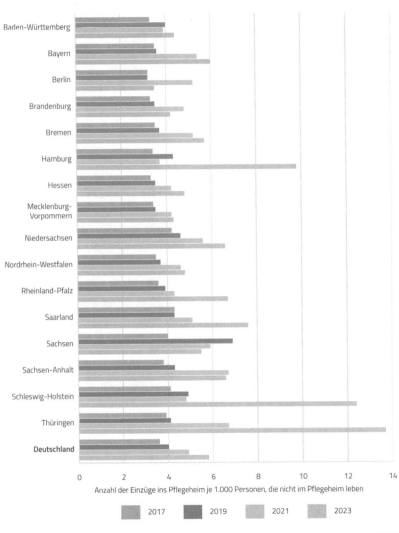

Anzahl der Einzüge ins Pflegeheim je 1.000 Personen, die nicht im Pflegeheim leben

2017   2019   2021   2023

Bundesland	2017	2019	2021	2023
Baden-Württemberg	3,3	4,0	3,9	4,4
Bayern	3,5	3,6	5,4	6,0
Berlin	3,2	3,2	5,2	3,5
Brandenburg	3,3	3,5	4,8	4,2

Bundesland	2017	2019	2021	2023
Bremen	3,5	3,7	5,2	5,7
Hamburg	3,4	4,3	3,7	9,8
Hessen	3,3	3,5	4,2	4,8
Mecklenburg-Vorpommern	3,4	3,5	4,2	4,3
Niedersachsen	4,2	4,6	5,6	6,6
Nordrhein-Westfalen	3,5	3,7	4,6	4,8
Rheinland-Pfalz	3,6	3,9	4,3	6,7
Saarland	4,3	4,3	5,1	7,6
Sachsen	4,0	6,9	5,9	5,5
Sachsen-Anhalt	3,8	4,3	6,7	6,6
Schleswig-Holstein	4,1	4,9	4,8	12,4
Thüringen	3,9	4,1	6,7	13,7
Deutschland	3,6	4,0	4,9	5,8

Anmerkung: Inzidenz = Eintritt in die vollstationäre Dauerpflege mit Pflegegrad 1 oder höher, wenn gleichzeitig in den zwölf Monate zuvor keine vollstationäre Dauerpflege mit Pflegegrad 1 oder höher vorlag
Quelle: BARMER-Daten 2017 bis 2023, hochgerechnet auf die jeweilige Bevölkerung Deutschlands

Knapp 6 je 1.000 Versicherte kamen 2023 ins Pflegeheim.

Die Inzidenz – also die Zahl der Heimeintritte je 1.000 Personen außerhalb der vollstationären Versorgung – entwickelt sich deutschlandweit entsprechend den Fallzahlen, was dadurch bedingt ist, dass sich der Nenner – also die Bevölkerung außerhalb des Pflegeheims – nicht gravierend ändert. Der deutschlandweite Anstieg von 3,6 Promille im Jahr 2017 auf 5,8 Promille im Jahr 2023 findet sich in unterschiedlicher Ausprägung in den meisten Bundesländern wieder. Außergewöhnlich hohe Inzidenzen gibt es im Jahr 2023 in Hamburg, Schleswig-Holstein und Thüringen.

2.1.5 Beendigung von Pflegebedürftigkeit

Die Beendigung des Leistungsanspruchs gegenüber der Pflegeversicherung kann durch den Tod erfolgen oder dadurch, dass die Voraussetzung für eine Leistungsberechtigung durch eine Rückstufung nicht mehr erfüllt ist. Ein Erlöschen der Leistungsberechtigung durch Rückstufung erfolgt häufig bei jungen Pflegebedürftigen (Rothgang et al., 2017, S. 122). Mit steigendem Alter wird diese Form der Beendigung seltener. Stattdessen steigt mit dem Alter die Wahrscheinlichkeit rapide an, innerhalb des Folgejahres zu versterben.

Ein weiterer Aspekt, der den Beendigungsgrund mitbestimmt, ist das Ausmaß der Pflegebedürftigkeit zu Beginn der Pflegebedürftigkeit. Pflegebedürftige, die schon zu Beginn der Pflegebedürftigkeit schwerstpflegebedürftig (Pflegestufe III) waren, sind im Durchschnitt deutlich schneller verstorben als diejenigen, die zu Beginn nur erheblich pflegebedürftig (Pflegestufe I) waren (Rothgang et al., 2016, S. 167).

Tabelle 2.8: Zahl der Todesfälle und anderer dauerhafter Beendigungen der Pflegebedürftigkeit in den Jahren 2017 und 2022 im Ländervergleich

Land	2017		2022	
	Tod	andere Beendigung	Tod	andere Beendigung
Baden-Württemberg	69.780	804	88.200	2.112
Bayern	76.824	1.344	101.484	3.768
Berlin	21.216	168	26.916	756
Brandenburg	18.672	96	24.240	576
Bremen	5.472	72	6.096	48
Hamburg	10.896	300	13.584	756
Hessen	42.660	648	53.796	1.440
Mecklenburg-Vorpommern	11.448	84	16.044	348
Niedersachsen	60.456	768	81.300	1.788
Nordrhein-Westfalen	128.340	1.020	165.360	3.372
Rheinland-Pfalz	29.316	216	38.040	756
Saarland	7.992	24	10.536	120
Sachsen	32.616	168	40.848	948
Sachsen-Anhalt	17.124	180	23.436	420
Schleswig-Holstein	21.372	420	28.560	1.404
Thüringen	17.220	156	21.552	816
Deutschland	571.392	6.468	739.992	19.428

Anmerkung: dauerhafte Beendigung = in den folgenden zwölf Monate liegt keine Pflegebedürftigkeit vor.
Quelle: BARMER-Daten 2017 und 2022, hochgerechnet auf die jeweilige Bevölkerung Deutschlands

starker Anstieg der Zahl der Todesfälle und steigender Anteil sonstiger Beendigungen

Vor dem Hintergrund einer stark steigenden Zahl an Pflegebedürftigen nimmt auch die Zahl der Todesfälle und anderer Beendigungsgründe zu (Tabelle 2.8). Der Anteil der sonstigen Beendigungsgründe hat in den Jahren 2017 bis 2022 von 1,1 Prozent auf 2,6 Prozent zugenommen. Die Zahl der Beendigungen durch den Tod liegt nach den Hochrechnungen mit den BARMER-Daten für das Jahr 2017 bei etwa 571.000 und im Jahr 2022 bei fast 740.000.

deutlicher Rückgang des Anteils der Pflegebedürftigen, die innerhalb eines Jahres versterben

Bezieht man die Zahl der Todesfälle und der sonstigen Beendigungen der Pflegebedürftigkeit auf die Zahl der Pflegebedürftigen, dann sinkt die jährliche Beendigungswahrscheinlichkeit sogar. Im Jahr 2017 verstarben noch 18,1 Prozent der Pflegebedürftigen innerhalb eines Jahres. Zum Jahr 2022 reduzierte sich die Mortalitätsrate auf 15,1 Prozent. Die Beendigung aus anderem Grund stieg von 0,2 Prozent auf 0,4 Prozent (Abbildung 2.11). Die jährliche Austrittswahrscheinlichkeit je Pflegebedürftigen ist somit zurückgegangen. Ursache für diese Entwicklung ist insbesondere die Zunahme der Zahl der Pflegebedürftigen mit geringeren Schweregraden. Diese haben im Durchschnitt eine längere Überlebenszeit (siehe Kapitel 3).

Bayern fällt nicht nur durch sehr niedrige Inzidenzen (Kapitel 2.1.4), sondern auch durch höhere Beendigungsraten auf (Abbildung 2.11). Damit lässt sich in Teilen auch die besonders geringe Pflegeprävalenz (Kapitel 2.1.2) in Bayern erklären. Die geringsten Mortalitätsraten finden sich 2022 in Sachsen und Nordrhein-Westfalen. Eine Verringerung der Mortalitätsrate hat es in allen Bundesländern gegeben. Am deutlichsten fiel diese im Saarland (−4,2 Prozentpunkte) und in Sachsen (−4,1 Prozentpunkte) aus. Diese verringerte Mortalitätsrate ist das Resultat einer erhöhten Sterbefallzahl bei gleichzeitig gestiegener Inzidenz mit geringen Pflegegraden.

Abbildung 2.11: Prozentualer Anteil der Todesfälle oder anderer dauerhafter Beendigungen innerhalb eines Jahres (2017 und 2022)

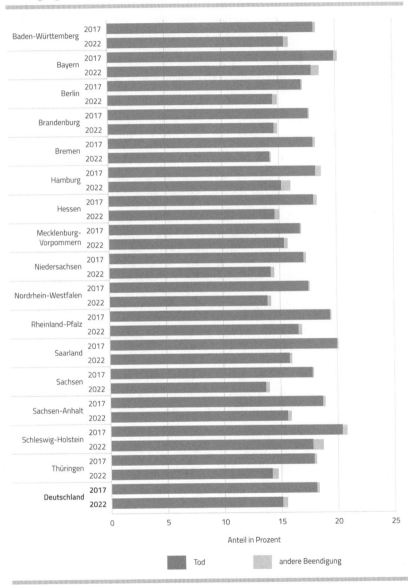

Anmerkung: dauerhafte Beendigung = in den folgenden zwölf Monate liegt keine Pflegebedürftigkeit vor.

Quelle: BARMER-Daten 2017 und 2023, hochgerechnet auf die jeweilige Bevölkerung Deutschlands

2.1.6 Fazit zur Entwicklung der Zahl der Pflegebedürftigen

In der Berichterstattung dieses Reports wurde in der Regel Bezug auf die Pflegebedürftigen genommen, die nach 2017 mindestens Pflegegrad 1 hatten. Auf Grundlage dieser Definition verzeichnet die Pflegestatistik mit 4,96 Millionen Pflegebedürftigen am Jahresende 2021 den bisher höchsten Stand. Zwei wesentliche Faktoren lassen sich als Gründe für diesen Anstieg anführen: Erstens haben die Reformen in der Pflegeversicherung zu einer Ausweitung der Leistungsberechtigung und der Leistungen geführt. Mit der Umstellung auf die Pflegegrade durch das Pflegestärkungsgesetz II (PSG II) wurden kognitive Einschränkungen stärker berücksichtigt als zuvor. Zudem wurde unterhalb der bisherigen Leistungsansprüche noch ein Pflegegrad 1 eingeführt. Der Einführungseffekt durch die Umstellung auf Pflegegrade ist noch nicht ausgelaufen. Zweitens sind die demografischen Entwicklungen zu nennen, die einen Effekt auf die Zahl der Pflegebedürftigen haben. Aufgrund der demografischen Alterung sind immer mehr Menschen in das pflegerelevante Alter vorgerückt. Die Fallzahlzunahmen sind derzeit aber mehr den Einführungseffekten des neuen Pflegebedürftigkeitsbegriffs geschuldet als der demografischen Entwicklung (so auch schon Rothgang & Müller, 2021, S. 146).

Der mit der Pflegestatistik derzeit abbildbare Anstieg der Zahl der Pflegebedürftigen fiel dabei im Zweijahresintervall von 2019 bis 2021 mit rund 20 Prozent sehr groß aus und erreichte im Saarland und in Sachsen-Anhalt sogar Zuwachsraten von mehr als 28 Prozent. Ein Großteil dieses Anstiegs ist aber in der Untererfassung von Pflegebedürftigen mit Pflegegrad 1 in den Erhebungen bis 2019 begründet. Für das Zweijahresintervall von 2021 bis 2023 lassen sich mit den BARMER-Daten noch aktuellere Entwicklungen aufzeigen. Hier zeigt sich auf Bundesebene immer noch eine Steigerung der Fallzahlen von gut 16 Prozent. Diese Steigerungsrate liegt sogar noch etwas über der im BARMER Pflegereport 2021 projizierten Steigerung von 9,8 Prozent. Die höchsten Steigerungsraten von über 20 Prozent finden sich in Sachsen-Anhalt und im Saarland.

Die aktuellen Zuwächse bei der Zahl der Pflegebedürftigen sind im Wesentlichen auf die Entwicklungen in den niedrigen Pflegegraden zurückzuführen. Im Zweijahresintervall von 2021 bis 2023 gab es in den Pflegegraden 2 und 3 eine Zunahme von rund 16 beziehungsweise 18 Prozent, während die Zahl mit Pflegegrad 4 nur um gut acht Prozent gestiegen ist und mit Pflegegrad 5 sogar stagniert. Mit fast 29 Prozent ist der Anstieg aber bei Pflegegrad 1 deutlich am höchsten. Pflegebedürftige, die mit geringeren Pflegegraden pflegebedürftig werden, haben eine längere Pflegedauer zu erwarten. Da insgesamt der Anteil der inzidenten Fälle mit geringeren Pflegegraden sehr zugenommen hat, wird in Zukunft im Durchschnitt mit immer längeren Pflegedauern zu rechnen sein (siehe Kapitel 3).

Entsprechend der Steigerung der Fallzahlen mit geringen Pflegegraden entwickeln sich aktuell auch die Anteile der Versorgungsarten. Die wesentlichen Zunahmen finden sich beim Bezug von Pflegegeld (+22 Prozent im Zeitraum von 2021 bis 2023) mit dem Maximum in Sachsen-Anhalt mit gut 42 Prozent und dem Minimum von 12 Prozent in Schleswig-Holstein. Im Vergleich zum Jahr 2021 werden wieder etwas mehr Pflegebedürftige im Pflegeheim versorgt. Hier gab es einen leichten Anstieg um gut zwei Prozent, der aber gerade eben die Rückgänge aus den Vorjahren ausgeglichen hat. Besonders starke Anstiege von elf und zwölf Prozent sind im Saarland und in Schleswig-Holstein zu beobachten. Der größte Anstieg von rund 29 Prozent findet aber bei denjenigen ohne Pflegegeldbezug und ohne die Nutzung von Pflegeeinrichtungen statt. Dies sind in der Regel Pflegebedürftige mit Pflegegrad 1.

Weitere Gründe für die Wahl der Versorgungsarten liegen auch in der Struktur der familialen Netzwerke (Schneekloth et al., 2017, S. 244), in der individuellen Einkommenssituation (Unger et al., 2015) sowie in der gegebenen Angebotsstruktur (Rothgang et al., 2016, S. 105, 110) im ambulanten und stationären Sektor.

Die Gesamtprävalenz ist von der Bevölkerungsstruktur abhängig. Je höher der Anteil der jungen und gesunden Menschen in einem Bundesland ist, desto geringer ist folglich der Anteil der Pflegebedürftigen. Die großen Zuwanderungsraten junger und gesunder Menschen nach Bayern, Berlin und Hamburg sorgen dort für eine geringere Gesamtpflegeprävalenz. Eine Altersstandardisierung relativiert zwar die Unterschiede, dennoch zeigen sich auch dabei höhere Gesamtpflegeprävalenzen in den ostdeutschen Bundesländern.

www.bifg.de/Y925P5

www.bifg.de/Y925PV

2 von 3 Pflegediensten in privater Trägerschaft – geringster Anteil in Baden-Württemberg

2.2 Leistungserbringung

Dieses Kapitel gibt einen grundlegenden Überblick über die unterschiedlichen Versorgungsformen der Pflegebedürftigen in Deutschland. Dargestellt wird die Situation der ambulanten Pflegedienste (Kapitel 2.2.1) und der stationären Pflegeeinrichtungen (Kapitel 2.2.2). Die nicht beruflich pflegenden Personen werden in Kapitel 2.2.3 behandelt. Differenzierte Ergebnisse zu Pflegeeinrichtungen nach Träger und Einrichtungsart und dem Personal in Pflegeeinrichtungen können in Form interaktiver Grafiken auf der bifg-Website abgerufen werden.

2.2.1 Ambulante Pflegedienste

Insgesamt 15.376 ambulante Pflegedienste zählt die Pflegestatistik zum Ende des Jahres 2021 (Tabelle 2.9). Der Anteil der privaten Einrichtungen steigt dabei kontinuierlich und liegt im Jahr 2021 bei 67,8 Prozent. Der größte Teil der anderen Pflegedienste ist in freigemeinnütziger und nur ein kleiner Teil in öffentlicher Trägerschaft. Daher werden die öffentlichen Träger nachfolgend mit den freigemeinnützigen zusammengefasst. Zwar gibt es annähernd doppelt so viele private wie freigemeinnützige oder öffentliche Pflegedienste, aber wird die Anzahl der versorgten Pflegebedürftigen zugrunde gelegt, dominieren die privaten Pflegedienste nur noch leicht (Tabelle 2.10): 54,4 Prozent der durch Pflegedienste versorgten Pflegebedürftigen werden von privaten Pflegediensten versorgt, während 45,6 Prozent von freigemeinnützigen oder öffentlichen Diensten versorgt werden.

Allerdings variiert die Trägerschaft je nach Bundesland. Während in Berlin (81,3 Prozent) und Hamburg (76,2 Prozent) mehr als drei Viertel der Pflegedienste in privater Trägerschaft sind, sind es in Baden-Württemberg „nur" etwas mehr als die Hälfte (56,3 Prozent). Entsprechend sind die Anteile der Pflegedienste in freigemeinnütziger oder öffentlicher Trägerschaft in Baden-Württemberg (43,7 Prozent) am höchsten. Auch in Thüringen (43,1 Prozent), Mecklenburg-Vorpommern (38,0 Prozent) und Bayern (36,4 Prozent) sind diese Anteile noch etwa doppelt so hoch wie in Berlin (18,7 Prozent).

Tabelle 2.9: Ambulante Pflegedienste nach Art des Trägers in den Bundesländern in den Jahren 2017, 2019 und 2021

	2017		2019		2021	
	insge-samt	davon privat	insge-samt	davon privat	insge-samt	davon privat
	Anzahl	Anteil in Pro-zent	Anzahl	Anteil in Pro-zent	Anzahl	Anteil in Pro-zent
Baden-Württemberg	1.122	52,2	1.203	54,6	1.262	56,3
Bayern	1.996	60,5	2.077	62,2	2.140	63,6
Berlin	613	78,5	634	80,4	670	81,3
Brandenburg	722	63,3	765	63,5	804	66,7
Bremen	117	65,0	115	65,2	110	65,5
Hamburg	366	76,0	378	75,7	387	76,2
Hessen	1.186	74,4	1.266	75,6	1.300	76,3
Mecklenburg-Vorpommern	489	60,5	513	61,4	521	62,0
Niedersachsen	1.312	67,6	1.350	68,4	1.406	70,0
Nordrhein-Westfalen	2.823	68,3	2.961	68,6	3.194	70,1
Rheinland-Pfalz	516	64,3	539	65,5	575	67,0
Saarland	122	70,5	124	64,5	133	72,2
Sachsen	1.121	68,7	1.149	68,0	1.169	67,7
Sachsen-Anhalt	613	68,5	645	68,8	658	68,1
Schleswig-Holstein	475	61,5	497	63,4	544	67,3
Thüringen	457	58,0	472	55,9	503	56,9
Deutschland	14.050	65,8	14.688	66,5	15.376	67,8

Quelle: FDZ-StaBu (2023), eigene Berechnung

Im Vergleich zum Jahr 2017 hat sich die Trägerstruktur im Jahr 2021 weitgehend weiter zugunsten der privaten Träger verschoben. Dieser Trend zeigt sich seit Anbeginn der Pflegestatistik in den meisten Bundesländern (Rothgang et al., 2020, S. 91). In einigen ostdeutschen Ländern stagniert allerdings der Anteil ambulanter Pflegeeinrichtungen in privater Trägerschaft (Tabelle 2.9).

Tabelle 2.10: Von ambulanten Pflegediensten betreute Pflegebedürftige nach Art des Trägers in den Bundesländern in den Jahren 2017, 2019 und 2021

	2017		2019		2021	
	insge-samt	davon privat	insge-samt	davon privat	insge-samt	davon privat
	Anzahl	Anteil in Pro-zent	Anzahl	Anteil in Pro-zent	Anzahl	Anteil in Pro-zent
Baden-Württemberg	75.303	31,2	92.467	32,4	93.597	33,6
Bayern	97.591	41,9	117.382	43,4	123.401	45,5
Berlin	34.550	70,5	38.433	72,2	41.563	74,5
Brandenburg	38.422	55,7	43.554	56,3	46.518	61,1
Bremen	8.210	48,4	8.902	57,2	9.958	57,4
Hamburg	18.950	70,7	22.402	70,4	24.755	70,3
Hessen	60.501	59,0	67.906	59,5	72.928	62,2
Mecklenburg-Vorpommern	26.337	54,8	30.853	55,8	33.484	55,4
Niedersachsen	96.524	52,4	104.279	54,8	110.608	56,4
Nordrhein-Westfalen	182.043	54,5	225.506	56,4	235.065	57,6
Rheinland-Pfalz	35.976	42,6	44.825	42,0	47.303	46,4
Saarland	9.871	51,1	10.826	43,9	12.568	61,3
Sachsen	60.247	57,8	71.452	56,1	78.535	57,9
Sachsen-Anhalt	30.439	60,7	37.666	59,2	42.066	58,1
Schleswig-Holstein	26.112	49,8	31.689	51,5	35.800	56,5
Thüringen	28.882	48,5	34.462	45,8	38.649	46,3
Deutschland	829.958	51,6	982.604	52,3	1.046.798	54,4

Quelle: FDZ-StaBu (2023), eigene Berechnung

Die Zahl der Pflegedienste allein ist jedoch wenig aussagekräftig, weil die Größe der Dienste erheblich variiert. Zur Beurteilung des Versorgungspotenzials in den ambulanten Pflegediensten kann auf die Zahl der versorgten Personen oder die Zahl der Beschäftigten zurückgegriffen werden.

Tabelle 2.11: Pflegebedürftige je Pflegedienst nach Art des Trägers in den Bundesländern in den Jahren 2017, 2019 und 2021

	2017		2019		2021	
	Anzahl		Anzahl		Anzahl	
	insge-samt	privat	insge-samt	privat	insge-samt	privat
Baden-Württemberg	67,1	40,1	76,9	45,6	74,2	44,3
Bayern	48,9	33,9	56,5	39,5	57,7	41,2
Berlin	56,4	50,7	60,6	54,4	62,0	56,8
Brandenburg	53,2	46,8	56,9	50,4	57,9	53,0
Bremen	70,2	52,3	77,4	67,9	90,5	79,4
Hamburg	51,8	48,2	59,3	55,2	64,0	59,0
Hessen	51,0	40,4	53,6	42,2	56,1	45,7
Mecklenburg-Vor-pommern	53,9	48,8	60,1	54,7	64,3	57,5
Niedersachsen	73,6	57,0	77,2	61,9	78,7	63,4
Nordrhein-Westfalen	64,5	51,5	76,2	62,6	73,6	60,5
Rheinland-Pfalz	69,7	46,2	83,2	53,3	82,3	57,0
Saarland	80,9	58,6	87,3	59,5	94,5	80,3
Sachsen	53,7	45,3	62,2	51,4	67,2	57,5
Sachsen-Anhalt	49,7	44,0	58,4	50,2	63,9	54,6
Schleswig-Holstein	55,0	44,5	63,8	51,8	65,8	55,3
Thüringen	63,2	52,9	73,0	59,8	76,8	62,5
Deutschland	59,1	46,3	66,9	52,6	68,1	54,6

Quelle: FDZ-StaBu (2023), eigene Berechnung

Von ambulanten Pflegediensten versorgte Pflegebedürftige sind im Bundesdurchschnitt inzwischen mehrheitlich durch private Pflegedienste versorgt. Dieser Anteil ist ebenso kontinuierlich gestiegen wie der Anteil der privaten Pflegedienste – jedoch auf einem niedrigeren Niveau. Dieser Privatisierungstrend ist im langfristigen Trend in allen Bundesländern zu sehen (Rothgang et al., 2020, S. 92). Im Jahr 2017 waren es 51,6 Prozent und im Jahr 2021 waren es 54,4 Prozent der Pflegebedürftigen (Tabelle 2.10). Allerdings gibt es auch aktuell noch Bundesländer, in denen der Privatanteil deutlich unter 50 Prozent

Der Anteil von privaten Einrichtungen versorgter Pflegebedürftiger steigt langsam.

liegt. In Baden-Württemberg liegt der Anteil sogar nur bei 33,6 Prozent. In einzelnen Ländern stagnierten die Anteile der von privaten Pflegediensten versorgten Pflegebedürftigen.

Private Pflegedienste versorgen jeweils weniger Pflegebedürftige als öffentliche oder freigemeinnützige Pflegedienste.

Private Pflegedienste sind im Durchschnitt kleiner und versorgen weniger Pflegebedürftige. Während die durchschnittliche Zahl der versorgten Pflegebedürftigen je Pflegedienst in Deutschland von 2017 bis 2021 von 59,1 auf 68,1 zugenommen hat, stieg diese Zahl bei den privaten Anbietern nur von 46,3 auf 54,6 Pflegebedürftige. In Hessen sind die Pflegedienste im Durchschnitt am kleinsten. Sie versorgen im Durchschnitt 56,1 Pflegebedürftige. Durch private Pflegedienste werden dort durchschnittlich 45,7 Pflegebedürftige versorgt. Die meisten Pflegebedürftigen versorgen im Durchschnitt die Pflegedienste im Saarland (94,5 insgesamt und 80,3 privat) (Tabelle 2.11).

mehr Vollzeitbeschäftigte in ostdeutschen Pflegediensten

Tabelle 2.12 zeigt die unterschiedlichen Beschäftigungsumfänge in den Bundesländern. Dominant ist durchgängig die Teilzeitbeschäftigung. In Ostdeutschland – inklusive Berlin – liegt die Vollzeitbeschäftigtenquote meistens deutlich über dem Bundesdurchschnitt. Sie reicht von 26,2 Prozent in Sachsen bis 40,4 Prozent in Berlin. In Westdeutschland liegen die Vollzeitbeschäftigtenquoten zwischen 17,2 Prozent in Bremen und 31,2 Prozent in Hessen. Die Teilzeitbeschäftigtenquoten mit über 50 Prozent der Regelarbeitszeit sind in Ostdeutschland ebenfalls höher als in Westdeutschland. Sie liegen in Ostdeutschland zwischen 38,2 Prozent in Berlin und 57,8 Prozent in Sachsen. In Westdeutschland liegen die Quoten hingegen zwischen 30,8 Prozent im Saarland und in Baden-Württemberg und 44,2 Prozent in Bremen. Entsprechend zeigen sich umgekehrte West-Ost-Unterschiede beim Anteil der Teilzeitbeschäftigten mit einer Arbeitszeit bis zu 50 Prozent der Regelarbeitszeit und beim Anteil der geringfügig Beschäftigten. Insgesamt haben die Beschäftigten in den Pflegediensten im Osten somit durchschnittlich eine längere vertragliche Arbeitszeit als im Westen.

Tabelle 2.12: Personal der ambulanten Pflegedienste nach Beschäftigungsverhältnis in den Bundesländern im Jahr 2021

	insgesamt	Vollzeit	Teilzeit			Sonstige*	VZÄ
			über 50 Prozent	bis 50 Prozent, nicht geringfügig	geringfügig		
	Anzahl		Anteil davon in Prozent				Anzahl
Baden-Württemberg	40.052	21,3	30,8	24,2	20,4	3,4	24.901
Bayern	56.992	28,0	32,1	17,5	20,5	1,9	37.643
Berlin	24.387	40,4	38,2	7,1	11,9	2,4	18.643
Brandenburg	20.012	33,6	53,1	4,8	6,7	1,8	15.646
Bremen	4.693	17,2	44,2	13,6	21,2	3,8	2.991
Hamburg	13.458	31,1	30,5	9,5	24,1	4,8	9.010
Hessen	32.899	31,2	31,4	15,6	19,4	2,4	22.325
Mecklenburg-Vorpommern	13.068	30,6	54,4	5,9	5,7	3,4	10.091
Niedersachsen	45.360	20,4	43,3	16,7	16,4	3,2	30.001
Nordrhein-Westfalen	97.237	28,8	33,2	14,7	17,3	6,0	65.790
Rheinland-Pfalz	17.300	29,6	30,9	17,6	17,2	4,7	11.663
Saarland	4.237	27,7	30,8	18,6	15,8	7,1	2.826
Sachsen	28.877	26,2	57,8	6,4	5,8	3,7	21.895
Sachsen-Anhalt	15.176	32,8	53,9	6,0	4,5	2,9	11.910
Schleswig-Holstein	15.387	24,9	40,5	14,7	16,9	3,0	10.408
Thüringen	13.725	32,2	52,0	6,3	5,2	4,3	10.636
Deutschland	442.860	28,2	38,6	14,0	15,6	3,7	306.380

* Unter Sonstige fallen Praktikanten, Schüler, Auszubildende, Helfer im freiwilligen sozialen Jahr, Helfer im Bundesfreiwilligendienst, vormals auch Zivildienstleistende.
Quelle: FDZ-StaBu (2023), eigene Berechnung

Um die Arbeitskapazitäten insgesamt bemessen zu können, wird in Tabelle 2.12 zusätzlich die Zahl der VZÄ ausgewiesen, die sich aus der Zahl der Beschäftigten, gewichtet mit der Arbeitszeit der Beschäftigten, ergibt. Die in Ostdeutschland höheren Arbeitszeiten führen deshalb auch zu höheren VZÄ je beschäftigte Person.

überwiegender Tätig-
keitsbereich: körperbe-
zogene Pflege –
insbesondere in Ost-
deutschland

Im Jahr 2021 waren 442.860 Menschen in den ambulanten Pflegediensten beschäftigt (Tabelle 2.13). Die Pflegestatistik unterscheidet dabei nach den Arbeitsschwerpunkten. Die Beschäftigungsverhältnisse verteilen sich auf folgende Arbeitsschwerpunkte: Pflegedienstleitung (21.277), körperbezogene Pflege (299.905), häusliche Betreuung (19.022), Hilfen bei der Haushaltsführung (59.345), Verwaltung und Geschäftsführung (22.017) sowie sonstige Bereiche (21.294) (FDZ-StaBu, 2023). Anteilig ist damit die körperbezogene Pflege (67,7 Prozent) der Haupttätigkeitsbereich, gefolgt von den Hilfen bei der Haushaltsführung (13,4 Prozent) (Tabelle 2.13). Die körperbezogene Pflege ist vor allem in den ostdeutschen Bundesländern besonders dominant. Hier liegen die Anteile zwischen 71,4 Prozent in Sachsen und 74,6 Prozent in Mecklenburg-Vorpommern. Hilfen bei der Haushaltsführung sind ein besonders häufiger Tätigkeitsbereich im Saarland (20,7 Prozent) und in Baden-Württemberg (21,4 Prozent).

besonders in Berlin,
Brandenburg und Ham-
burg viel Unterstützung
durch Pflegehilfskräfte

Für die Versorgung von Pflegebedürftigen werden neben den Pflegefachkräften auch Pflegehilfskräfte mit ein- bis zweijähriger Ausbildung und Pflegehilfskräfte ohne entsprechende Ausbildung eingesetzt (Tabelle 2.14). Zum Jahresende 2021 waren bei den ambulanten Pflegediensten in Deutschland 197.531 Pflegefachkräfte (Pfk), 38.711 Pflegehilfskräfte mit Ausbildung (PhmA) und 124.004 Pflegekräfte ohne Ausbildung (PhoA) beschäftigt. Je 100 durch Pflegedienste versorgte Pflegebedürftige sind das 19 Pflegefachkräfte, vier ausgebildete Pflegehilfskräfte und zwölf Pflegehilfskräfte ohne Ausbildung. Gemessen in VZÄ verringern sich die Verhältniszahlen auf 14 Pflegefachkräfte, drei Pflegehilfskräfte mit und acht ohne Ausbildung je 100 durch Pflegedienste versorgte Pflegebedürftige. Die Verhältniszahl bei den Fachkräften variiert in den Bundesländern zwischen elf und fünfzehn. Bei den Hilfskräften mit Ausbildung sind Schwankungen zwischen zwei und sechs VZÄ je 100 Pflegebedürftige zu beobachten. Bei den Hilfskräften ohne Ausbildung gibt es sogar Schwankungen von 3 bis 21 VZÄ je 100 Pflegebedürftige. Die größte Unterstützung durch Hilfskräfte findet sich in Brandenburg, Berlin und Hamburg. Eine geringere Zahl an Pflegefachkräften wird dabei in Bremen und in Mecklenburg-Vorpommern mit einer höheren Zahl an Pflegehilfskräften kompensiert, aber im Saarland nicht.

Tabelle 2.13: Personal der ambulanten Pflegedienste nach hauptsächlichem Tätigkeitsbereich im Jahr 2021

	insge-samt	Pflege-dienstlei-tung	körperbe-zogene Pflege	Betreuung (§ 36 Absatz 2 Satz 3 SGB XI)	Hilfen bei der Haushalts-führung	Verwaltung, Geschäfts-führung	sonstiger Bereich
	Anzahl	**Anteil davon in Prozent**					
Baden-Württemberg	40.052	4,3	61,1	2,9	21,4	4,9	5,4
Bayern	56.992	4,8	69,6	4,8	11,4	5,0	4,4
Berlin	24.387	4,5	73,4	3,2	6,2	6,6	6,0
Brandenburg	20.012	5,4	73,0	3,0	8,3	5,0	5,2
Bremen	4.693	4,3	69,1	3,6	15,8	4,2	3,0
Hamburg	13.458	4,6	63,9	2,4	16,5	5,6	7,0
Hessen	32.899	5,2	65,8	7,0	11,4	5,7	5,0
Mecklenburg-Vorpommern	13.068	5,0	74,6	2,6	8,6	4,4	4,7
Niedersachsen	45.360	4,4	68,3	3,8	14,7	4,6	4,2
Nordrhein-Westfalen	97.237	4,6	65,9	5,1	15,4	4,6	4,5
Rheinland-Pfalz	17.300	4,6	61,2	3,4	19,6	5,4	5,8
Saarland	4.237	4,5	59,9	5,0	20,7	5,6	4,2
Sachsen	28.877	5,9	71,4	4,7	9,2	4,7	4,1
Sachsen-Anhalt	15.176	5,9	73,0	3,6	9,1	4,7	3,7
Schleswig-Holstein	15.387	4,6	67,1	4,3	12,6	5,2	6,2
Thüringen	13.725	5,0	71,7	4,3	10,1	4,5	4,4
Deutschland	442.860	4,8	67,7	4,3	13,4	5,0	4,8

Quelle: FDZ-StaBu (2023)

Tabelle 2.14: Pflegepersonal der ambulanten Pflegedienste nach Qualifikation und im Vergleich zur Zahl der Pflegebedürftigen im Jahr 2021

	Beschäftigte			Vollzeitäquivalente			Beschäftigte			Vollzeitäquivalente		
	Anzahl						je 100 Pflegebedürftige					
	Pfk	PhmA	PhoA	Pfk	PhmA	PhoA	Pfk	PhmA	PhoA	Pfk	PhmA	PhoA
Baden-Württemberg	20.470	2.513	6.246	13.664	1.670	3.799	22	3	7	15	2	4
Bayern	27.445	5.077	14.832	18.936	3.448	9.745	22	4	12	15	3	8
Berlin	7.765	2.288	11.412	6.206	1.820	8.555	19	6	27	15	4	21
Brandenburg	7.682	2.419	7.250	6.310	1.911	5.508	17	5	16	14	4	12
Bremen	1.626	470	1.668	1.106	322	1.040	16	5	17	11	3	10
Hamburg	4.798	1.991	3.431	3.546	1.399	2.257	19	8	14	14	6	9
Hessen	13.156	2.624	11.376	9.543	1.825	7.550	18	4	16	13	3	10
Mecklenburg-Vorpommern	5.164	1.442	4.660	4.143	1.139	3.540	15	4	14	12	3	11
Niedersachsen	19.557	3.615	13.424	13.896	2.450	8.649	18	3	12	13	2	8
Nordrhein-Westfalen	46.338	7.941	23.478	33.506	5.759	15.403	20	3	10	14	2	7
Rheinland-Pfalz	8.785	1.886	2.321	6.332	1.346	1.520	19	4	5	13	3	3
Saarland	1.946	356	814	1.410	247	527	15	3	6	11	2	4
Sachsen	13.463	2.367	8.921	10.593	1.817	6.615	17	3	11	13	2	8
Sachsen-Anhalt	7.031	1.508	4.472	5.751	1.208	3.418	17	4	11	14	3	8
Schleswig-Holstein	6.236	1.462	4.893	4.557	1.057	3.167	17	4	14	13	3	9
Thüringen	6.069	752	4.806	4.926	585	3.657	16	2	12	13	2	9
Deutschland	197.531	38.711	124.004	144.426	28.000	84.949	19	4	12	14	3	8

Anmerkung: Als Pflegefachkräfte (Pfk) sind erfasst: examinierte Altenpflegekräfte, examinierte Krankenpflegekräfte, examinierte Kinderkrankenpflegekräfte, Pflegefachmänner und -frauen sowie Beschäftigte mit einem Abschluss einer pflegewissenschaftlichen Ausbildung an einer Fachhochschule oder Universität. Als Pflegehilfskräfte mit Ausbildung (PhmA) sind erfasst: staatlich anerkannte Altenpflegehilfskräfte, Krankenpflegehilfskräfte, Familienpfleger und Familienpflegerinnen mit staatlichem Abschluss und Dorfhelfer und Dorfhelferinnen mit staatlichem Abschluss. Als Pflegehilfskräfte ohne Ausbildung (PhoA) sind erfasst: sonstige pflegerische Berufe sowie andere Berufsgruppen mit Tätigkeitsschwerpunkt in Pflege und Betreuung.
Quelle: FDZ-StaBu (2023), eigene Berechnungen

2.2.2 Stationäre Einrichtungen

Als stationäre Pflegeeinrichtungen sind in der Pflegestatistik alle Einrichtungen erfasst, die Dauer-, Kurzzeit-, Tages- und/oder Nachtpflege anbieten. Von den 16.115 stationären Einrichtungen bieten 9.288 ausschließlich Dauerpflege, 152 ausschließlich Kurzzeitpflege und 4.567 ausschließlich Tagespflege an. In den verbleibenden 2.108 Einrichtungen gibt es verschiedene Kombinationen in der Angebotsstruktur. In privater Trägerschaft befinden sich 6.876 Einrichtungen (42,7 Prozent). In freigemeinnütziger Trägerschaft sind es 8.512 (52,8 Prozent) der stationären Einrichtungen. Nur 727 (4,5 Prozent) Pflegeeinrichtungen befinden sich in öffentlicher Trägerschaft und sind damit relativ selten (Statistisches Bundesamt, 2022c). Daher werden auch hier die freigemeinnützigen und öffentlichen Häuser gemeinsam betrachtet.

Im Vergleich zum Jahr 2017 hat der Anteil der Einrichtungen in privater Trägerschaft nur leicht zugenommen (+0,1 Prozentpunkte) (Tabelle 2.15). Anders als bei den ambulanten Pflegeeinrichtungen (siehe Kapitel 2.2.1) sind freigemeinnützige und öffentliche Träger im stationären Bereich aber noch häufiger als private.

Die Trägerschaft variiert zum Teil stark nach Bundesland (Tabelle 2.15). Während sich beispielsweise in Schleswig-Holstein (63,4 Prozent) und Niedersachsen (61,0 Prozent) die Mehrzahl der Pflegeeinrichtungen in privater Trägerschaft befindet, ist es in Baden-Württemberg (28,1 Prozent), Bremen (35,9 Prozent) und Nordrhein-Westfalen (36,1 Prozent) nur rund ein Drittel.

Während in einigen Bundesländern der Anteil in privater Trägerschaft zugenommen hat, ging dieser in anderen auch deutlich zurück. Eine Steigerung der privaten Trägerschaft gab es insbesondere in Mecklenburg-Vorpommern (+4,2 Prozentpunkte), im Saarland und in Brandenburg (jeweils +2,5 Prozentpunkte). Rückgänge der privaten Trägerschaft gab es insbesondere in Schleswig-Holstein (–2,6 Prozentpunkte) und in Baden-Württemberg (–2,6 Prozentpunkte) (Tabelle 2.15). Insgesamt dominieren die privaten Träger im Norden und die freigemeinnützigen im Süden, Westen und Osten, während die öffentlichen Träger überall nur eine untergeordnete Rolle spielen.

Tabelle 2.15: Stationäre Pflegeeinrichtungen nach Art des Trägers
in den Bundesländern in den Jahren 2017, 2019 und 2021

	2017		2019		2021	
	insgesamt	davon privat	insgesamt	davon privat	insgesamt	davon privat
	Anzahl	Anteil in Prozent	Anzahl	Anteil in Prozent	Anzahl	Anteil in Prozent
Baden-Württemberg	1.777	30,7	1.912	29,3	2.013	28,1
Bayern	1.885	36,3	2.016	35,7	2.089	35,4
Berlin	391	48,8	399	50,4	402	49,8
Brandenburg	523	35,4	596	37,1	628	37,9
Bremen	146	37,7	152	38,8	153	35,9
Hamburg	201	53,2	206	54,4	203	52,7
Hessen	905	48,4	955	49,5	1.019	48,1
Mecklenburg-Vorpommern	446	40,1	498	42,0	526	44,3
Niedersachsen	1.873	60,3	1.964	60,1	2.034	61,0
Nordrhein-Westfalen	2.824	34,5	2.960	35,4	3.149	36,1
Rheinland-Pfalz	539	40,8	559	41,9	583	43,1
Saarland	180	38,9	197	40,6	203	41,4
Sachsen	970	44,2	1.058	45,4	1.102	45,4
Sachsen-Anhalt	633	48,8	688	49,6	728	50,3
Schleswig-Holstein	692	66,0	687	64,0	710	63,4
Thüringen	495	39,4	533	39,6	573	38,4
Deutschland	14.480	42,6	15.380	42,7	16.115	42,7

Anmerkung: vollstationäre Dauerpflege, Kurzzeitpflege und teilstationäre Pflege
Quelle: FDZ-StaBu (2023), eigene Berechnungen

Die Kapazitäten in der stationären Versorgung können über die Zahl der Pflegeplätze erfasst werden. Insgesamt weist die Pflegestatistik 984.688 Plätze in stationären Einrichtungen für das Jahresende 2021 aus (Tabelle 2.16). 901.283 Plätze (= 90,2 Prozent) davon sind in Einrichtungen mit vollstationärer Pflege (Dauerpflege oder Kurzzeitpflege). Einrichtungen, die nur Tages- oder Nachtpflege anbieten, verfügten Ende 2021 über 83.405 Plätze. Der Anteil dieser teilstationären Pflegeplätze an allen stationären Pflegeplätzen ist von 7,02 Prozent im Jahr 2017 auf 9,8 Prozent im Jahr 2021 gestiegen. Der Anteil teilstationärer Pflegeplätze ist dabei in Mecklenburg-Vorpommern mit 19,4 Prozent am höchsten.

Tabelle 2.16: Pflegeplätze in stationären Pflegeeinrichtungen und Anteil davon in vollstationären Einrichtungen in den Bundesländern in den Jahren 2017, 2019 und 2021

| | 2017 | | 2019 | | 2021 | |
| | insgesamt | davon vollstationär | insgesamt | davon vollstationär | insgesamt | davon vollstationär |
	Anzahl	Anteil in Prozent	Anzahl	Anteil in Prozent	Anzahl	Anteil in Prozent
Baden-Württemberg	110.245	93,3	109.289	91,7	109.365	91,0
Bayern	136.149	94,3	139.463	92,2	140.261	91,0
Berlin	35.103	94,8	34.300	93,7	33.814	93,1
Brandenburg	29.777	87,5	31.483	84,9	32.168	84,0
Bremen	7.571	89,9	7.956	88,8	8.021	88,1
Hamburg	18.567	95,3	19.462	94,8	18.269	94,3
Hessen	64.730	94,7	66.374	94,0	67.823	93,0
Mecklenburg-Vorpommern	23.575	84,7	25.007	81,7	25.829	80,6
Niedersachsen	113.492	92,3	116.626	90,8	119.891	89,2
Nordrhein-Westfalen	191.147	94,2	191.459	93,1	196.252	91,5
Rheinland-Pfalz	45.472	93,7	45.919	92,8	46.823	92,1
Saarland	13.625	93,4	14.266	92,2	14.064	91,6
Sachsen	58.201	91,0	61.018	89,3	62.680	88,3
Sachsen-Anhalt	34.391	90,0	35.403	86,7	36.388	84,3
Schleswig-Holstein	40.936	94,7	41.117	93,8	41.854	92,9
Thüringen	29.386	90,2	30.411	88,4	31.186	86,4
Deutschland	952.367	93,0	969.553	91,4	984.688	90,2

Anmerkung: Gesamtanzahl entspricht vollstationärer Dauerpflege, Kurzzeitpflege und teilstationärer Pflege
Quelle: FDZ-StaBu (2023), eigene Berechnungen

Mit der Zahl der stationären Pflegeeinrichtungen und der Zahl der Pflegeplätze ist auch die Zahl der durch sie versorgten Pflegebedürftigen gestiegen. Die Zunahme der stationären Versorgung beruht aber überwiegend auf der Zunahme der teilstationären Versorgung (Statistisches Bundesamt, 2018, 2021). Im Jahr 2017 sind 835.351 Pflegebedürftige in vollstationären Einrichtungen versorgt worden. Berücksichtigt sind dabei sowohl Pflegebedürftige in vollstationärer Dauerpflege als auch Pflegebedürftige in Kurzzeitpflege oder teilstationärer Pflege. Diese Zahl ist im Jahr 2019 nur geringfügig angestiegen und zum Jahr 2021 insbesondere aufgrund der Coronapandemie auf 807.788 zurückgegangen (Tabelle 2.17).

Tabelle 2.17: Von vollstationären Pflegeeinrichtungen betreute Pflegebedürftige in den Bundesländern in den Jahren 2017, 2019 und 2021

	2017 Anzahl		2019 Anzahl		2021 Anzahl	
	insgesamt	je Einrichtung	insgesamt	je Einrichtung	insgesamt	je Einrichtung
Baden-Württemberg	99.270	65,6	96.984	63,3	93.621	60,6
Bayern	116.809	76,1	116.233	76,0	110.361	73,0
Berlin	29.543	95,0	29.439	96,5	28.307	93,4
Brandenburg	25.339	76,1	25.578	74,1	24.623	71,6
Bremen	6.037	57,5	6.255	60,7	5.966	57,9
Hamburg	16.330	100,8	16.276	101,7	15.530	100,2
Hessen	57.397	73,1	59.027	73,8	56.684	68,0
Mecklenburg-Vorpommern	19.258	74,4	19.274	71,9	18.757	68,2
Niedersachsen	98.565	68,1	99.519	68,7	96.399	66,9
Nordrhein-Westfalen	173.064	77,2	173.550	76,6	172.006	74,9
Rheinland-Pfalz	38.139	82,7	39.102	83,9	37.819	80,3
Saarland	11.866	77,6	12.146	76,9	11.612	73,0
Sachsen	52.152	73,7	52.533	72,5	49.221	67,6
Sachsen-Anhalt	29.838	64,6	29.610	64,2	27.904	61,7
Schleswig-Holstein	35.995	61,3	35.567	63,0	35.035	62,7
Thüringen	25.749	73,2	25.640	71,6	23.943	66,5
Deutschland	835.351	73,2	836.733	72,8	807.788	70,0

Anmerkung: Pflegebedürftige in vollstationärer Dauerpflege, Kurzzeitpflege oder teilstationärer Pflege
Quelle: FDZ-StaBu (2023), eigene Berechnungen

Die im Durchschnitt größten vollstationären Einrichtungen in dem Sinne, dass dort die meisten Pflegebedürftigen versorgt werden, gibt es in den Stadtstaaten Hamburg und Berlin mit jeweils über 90 Pflegebedürftigen je Einrichtung. Die durchschnittlich kleinsten Einrichtungen gemessen an der Zahl der Pflegebedürftigen gibt es in Bremen, Baden-Württemberg, Sachsen-Anhalt und Schleswig-Holstein mit jeweils um die 60 Pflegebedürftigen je Einrichtung. Deutschlandweit hat sich die durchschnittliche Zahl der Pflegebedürftigen je Einrichtung nur leicht reduziert. Sie lag im Jahr 2021 bei 70 Pflegebedürftigen je Einrichtung (Tabelle 2.17).

Tabelle 2.18: Von teilstationären Pflegeeinrichtungen betreute Pflegebedürftige in den Bundesländern in den Jahren 2017, 2019 und 2021

	2017 Anzahl		2019 Anzahl		2021 Anzahl	
	insgesamt	je Einrichtung	insgesamt	je Einrichtung	insgesamt	je Einrichtung
Baden-Württemberg	7.965	30,2	12.121	31,8	12.375	26,4
Bayern	9.450	27,0	15.225	31,3	14.844	25,7
Berlin	2.728	34,1	3.772	40,1	3.610	36,5
Brandenburg	4.862	25,6	6.811	27,1	6.815	24,0
Bremen	958	23,4	1.210	24,7	1.131	22,6
Hamburg	1.464	37,5	1.847	40,2	1.679	35,0
Hessen	3.533	29,4	5.198	33,5	5.679	30,7
Mecklenburg-Vorpommern	4.695	25,1	6.157	26,8	6.343	25,3
Niedersachsen	13.284	31,2	17.190	33,3	17.549	29,5
Nordrhein-Westfalen	18.729	32,1	24.326	35,1	25.288	29,6
Rheinland-Pfalz	2.382	30,5	3.458	37,2	3.239	28,9
Saarland	1.023	37,9	1.513	38,8	1.307	29,7
Sachsen	5.451	20,8	8.124	24,4	7.822	20,9
Sachsen-Anhalt	3.650	21,3	5.362	23,6	6.485	23,5
Schleswig-Holstein	2.866	27,3	3.870	31,7	4.098	27,1
Thüringen	3.487	24,4	4.619	26,4	4.918	23,1
Deutschland	86.527	28,2	120.803	31,0	123.182	26,9

Anmerkung: nur Pflegebedürftige in teilstationärer Pflege
Quelle: FDZ-StaBu (2023), eigene Berechnungen

Tabelle 2.19: Personal in stationären Pflegeeinrichtungen nach Beschäftigungsverhältnis in den Bundesländern im Jahr 2021

	Anzahl insgesamt	Vollzeit in Prozent	Teilzeit in Prozent			Sonstige in Prozent	Anzahl VZÄ
			über 50 Prozent	bis 50 Prozent, nicht geringfügig	gering-fügig		
Baden-Württemberg	105.554	27,7	36,0	17,6	9,4	9,3	73.903
Bayern	113.385	34,6	38,0	13,4	7,4	6,6	84.364
Berlin	23.504	40,2	40,5	5,3	5,6	8,4	18.484
Brandenburg	21.816	28,1	56,2	5,7	4,3	5,7	16.780
Bremen	6.667	22,0	48,0	10,3	11,2	8,5	4.670
Hamburg	14.038	39,6	35,7	5,7	9,9	9,0	10.691
Hessen	56.108	33,1	35,2	14,8	9,2	7,7	40.676
Mecklenburg-Vorpommern	17.815	25,5	59,1	5,3	4,0	6,2	13.634
Niedersachsen	97.713	27,4	43,4	13,8	9,7	5,8	69.944
Nordrhein-Westfalen	185.585	25,3	39,6	17,9	8,6	8,6	129.601
Rheinland-Pfalz	36.082	31,1	34,3	17,3	8,8	8,5	25.764
Saarland	10.965	44,4	26,0	12,4	6,5	10,7	8.443
Sachsen	45.705	20,9	63,9	5,1	3,3	6,7	34.559
Sachsen-Anhalt	25.120	27,9	58,4	4,9	2,7	6,2	19.522
Schleswig-Holstein	32.112	34,1	39,7	11,3	9,4	5,5	23.832
Thüringen	21.873	25,0	58,6	5,8	3,8	6,8	16.642
Deutschland	814.042	29,1	42,0	13,5	7,9	7,6	591.511

Anmerkung: vollstationäre Dauerpflege, Kurzzeitpflege und teilstationäre Pflege
Quelle: FDZ-StaBu (2023), eigene Berechnungen

In Einrichtungen, die ausschließlich teilstationäre Versorgung anbieten, hat im Gegensatz zu den vollstationären Einrichtungen auch in den Corona Jahren die Zahl der Pflegebedürftigen zugenommen. Von 2017 zu 2019 gab es einen Anstieg von 86.527 auf 120.803 Pflegebedürftige und zum Jahr 2021 noch einen weiteren Anstieg auf 123.182 Pflegebedürftige. In einzelnen Bundesländern gab es zwar auch von 2019 zu 2021 einen teils deutlichen Rückgang (Saarland –13,6 Prozent, Hamburg –9,1 Prozent), aber teils auch deutliche Steigerungen (Sachsen-Anhalt +20,9 Prozent, Hessen +9,3 Prozent). In der Summe hat in Deutschland die Zahl der Pflegebedürftigen in ausschließlich teilstationären Einrichtungen zwischen 2017 und 2021 um 42,4 Prozent zugenommen (Tabelle 2.18). Bezogen auf die Gesamtzahl der Pflegebedürftigen (3,43 Millionen im Jahr 2017 und 4,96 Millionen im Jahr 2021) bleibt es aber ein stabiler Anteil von 2,5 Prozent.

Im Jahr 2021 waren 814.042 Menschen in stationären Pflegeeinrichtungen beschäftigt (Tabelle 2.19). Davon waren 29,1 Prozent vollzeitbeschäftigt, 42,0 Prozent teilzeitbeschäftigt mit über 50 Prozent der Regelarbeitszeit, 13,5 Prozent teilzeitbeschäftigt mit bis zu 50 Prozent der Regelarbeitszeit und 7,9 Prozent geringfügig beschäftigt. Weitere 7,6 Prozent setzen sich aus Praktikanten, Schülern und Auszubildenden, Helfern im freiwilligen sozialen Jahr oder Helfern im Bundesfreiwilligendienst zusammen (Tabelle 2.19).

In den neuen Bundesländern liegt die Vollzeitbeschäftigtenquote durchgängig unter dem Bundesdurchschnitt und beträgt in Sachsen sogar nur 20,9 Prozent. In den alten Bundesländern liegen Bremen (22,0 Prozent), Nordrhein-Westfalen (25,3 Prozent), Baden-Württemberg (27,7 Prozent) und Niedersachsen (27,4 Prozent) unter dem Bundesdurchschnitt. Die Teilzeitbeschäftigtenquoten mit über 50 Prozent der Regelarbeitszeit liegen dagegen in den neuen Bundesländern zwischen 56,2 Prozent (Brandenburg) und 63,9 Prozent (Sachsen) und damit höher als in Westdeutschland, während sie in den alten Bundesländern zum Teil sogar über 30 Prozentpunkte niedriger liegen (zum Beispiel im Saarland mit 26,0 Prozent). Bei Teilzeitbeschäftigten mit bis zu 50 Prozent der Regelarbeitszeit und den geringfügig Beschäftigten liegen hingegen die Anteile in den neuen Bundesländern deutlich unter dem Bundesdurchschnitt. Pro erwerbstätige Person ergeben sich so in Ostdeutschland mehr Arbeitsstunden, was durch die VZÄ ausgedrückt wird. Das Verhältnis der VZÄ zu den Beschäftigten beträgt bundesweit 72,7 Prozent, die vertraglich festgelegte Arbeitszeit der beschäftigten Personen liegt im Durchschnitt also bei 72,7 Prozent der Regelarbeitszeit. Der niedrigste Wert findet sich mit 69,8 Prozent in Nordrhein-Westfalen. In allen ostdeutschen Ländern, Berlin, Hamburg und im Saarland liegen die Werte deutlich über 75 Prozent.

hohe Zahl an Arbeitsstunden eher in Ostdeutschland – aber nicht unbedingt in Vollzeit

Tabelle 2.20: Personal in stationären Pflegeeinrichtungen nach Tätigkeitsbereich im Jahr 2021

	insgesamt	Verwaltung, Geschäftsführung	körperbezogene Pflege	zusätzliche Pflege*	Betreuung und zusätzliche Betreuung	Hauswirtschaftsbereich	haustechnischer und sonstiger Bereich
	Anzahl	davon in Prozent					
Baden-Württemberg	105.554	5,6	61,4	0,7	11,0	16,0	5,3
Bayern	113.385	5,6	60,0	1,5	11,4	16,2	5,4
Berlin	23.504	6,7	66,8	0,6	10,9	9,5	5,5
Brandenburg	21.816	6,6	63,8	0,8	12,6	9,9	6,3
Bremen	6.667	6,4	61,1	1,9	12,1	12,9	5,5
Hamburg	14.038	6,1	61,7	2,0	11,9	13,2	5,2
Hessen	56.108	5,7	58,7	1,5	12,2	16,0	5,9
Mecklenburg-Vorpommern	17.815	6,0	63,1	0,8	13,8	10,9	5,4
Niedersachsen	97.713	5,8	56,2	2,1	11,8	18,1	6,0
Nordrhein-Westfalen	185.585	5,6	60,9	0,7	12,2	15,4	5,3
Rheinland-Pfalz	36.082	6,0	59,2	0,7	12,8	15,6	5,8
Saarland	10.965	6,4	61,2	2,3	11,7	11,0	7,3
Sachsen	45.705	5,2	62,7	1,7	13,4	12,3	4,7
Sachsen-Anhalt	25.120	6,0	64,2	1,9	12,7	9,7	5,5
Schleswig-Holstein	32.112	5,5	58,1	1,7	11,4	16,7	6,7
Thüringen	21.873	5,9	63,2	2,0	13,6	9,9	5,5
Deutschland	814.042	5,7	60,5	1,2	12,0	15,0	5,5

Anmerkung: vollstationäre Dauerpflege, Kurzzeitpflege und teilstationäre Pflege
* zusätzliche Pflege: zusätzliches Pflegepersonal nach §8 Abs. 6 SGB XI und zusätzliches Pflegehilfskraftpersonal nach §84 Abs. 9 SGB XI
Quelle: FDZ-StaBu (2023), eigene Berechnungen

beste Versorgungslage in Baden-Württemberg – durchweg leicht unterdurchschnittlich in Ostdeutschland

Von den 814.042 Beschäftigten in stationären Pflegeeinrichtungen im Jahr 2021 waren 5,7 Prozent überwiegend in der Verwaltung oder Geschäftsführung tätig. Körperbezogene Pflege inklusive zusätzlichen Pflegepersonals nach §8 Abs. 6 SGB XI (61,7 Prozent), Betreuung (12,0 Prozent) und Tätigkeiten im hauswirtschaftlichen Bereich (15,0 Prozent) sind die häufigeren Tätigkeitsfelder. 5,5 Prozent der Beschäftigten gehen überwiegend haustechnischen und sonstigen Tätigkeitsbereichen nach (Tabelle 2.20).

Tabelle 2.21: Pflegepersonal in vollstationären Pflegeeinrichtungen nach Qualifikation und im Vergleich zur Zahl der Pflegebedürftigen im Jahr 2021

	Beschäftigte			Vollzeitäquivalente			Beschäftigte			Vollzeitäquivalente		
	Anzahl						je 100 Pflegebedürftige					
	Pfk	PhmA	PhoA	Pfk	PhmA	PhoA	Pfk	PhmA	PhoA	Pfk	PhmA	PhoA
Baden-Württemberg	37.913	9.077	30.034	28.197	6.462	21.103	40	10	32	30	7	23
Bayern	37.890	11.016	32.521	29.656	8.587	24.556	34	10	29	27	8	22
Berlin	8.683	2.712	7.050	6.882	2.239	5.574	31	10	25	24	8	20
Brandenburg	6.787	1.917	7.545	5.490	1.474	5.699	28	8	31	22	6	23
Bremen	2.254	738	1.858	1.647	529	1.295	38	12	31	28	9	22
Hamburg	5.241	1.385	3.991	4.168	1.040	3.082	34	9	26	27	7	20
Hessen	17.828	5.076	17.845	13.696	3.791	13.122	31	9	31	24	7	23
Mecklenburg-Vorpommern	5.901	2.210	4.874	4.679	1.662	3.690	31	12	26	25	9	20
Niedersachsen	29.838	7.229	29.550	22.942	5.467	21.239	31	7	31	24	6	22
Nordrhein-Westfalen	66.439	14.747	54.298	50.024	10.675	37.470	39	9	32	29	6	22
Rheinland-Pfalz	11.842	3.433	11.072	9.066	2.485	7.941	31	9	29	24	7	21
Saarland	3.908	1.204	3.185	3.183	928	2.487	34	10	27	27	8	21
Sachsen	15.657	3.163	15.900	12.162	2.417	11.833	32	6	32	25	5	24
Sachsen-Anhalt	8.669	3.049	7.041	6.929	2.391	5.342	31	11	25	25	9	19
Schleswig-Holstein	9.698	3.784	9.438	7.621	2.892	7.058	28	11	27	22	8	20
Thüringen	7.416	1.482	7.735	5.898	1.113	5.809	31	6	32	25	5	24
Deutschland	275.964	72.222	243.937	212.239	54.151	177.299	34	9	30	26	7	22

Anmerkung: Berücksichtigt sind alle vollstationären Einrichtungen inklusive ihrer teilstationären Angebote. Ausschließlich teilstationäre Einrichtungen sind nicht berücksichtigt.
Als Pflegefachkräfte (Pfk) sind erfasst: examinierte Altenpflegekräfte, examinierte Krankenpflegekräfte, examinierte Kinderkrankenpflegekräfte, Pflegefachmänner und -frauen sowie Beschäftigte mit einem Abschluss einer pflegewissenschaftlichen Ausbildung an einer Fachhochschule oder Universität. Als Pflegefachkräfte mit Ausbildung (PhmA) sind erfasst: staatlich anerkannte Altenpflegehilfskräfte, Krankenpflegehilfskräfte, Familienpfleger und Familienpflegerinnen mit staatlichem Abschluss und Dorfhelfer und Dorfhelferinnen mit staatlichem Abschluss. Als Pflegehilfskräfte ohne Ausbildung (PhoA) sind erfasst: sonstige pflegerische Berufe sowie andere Berufsgruppen mit Tätigkeitsschwerpunkt in Pflege und Betreuung.
Quelle: FDZ-StaBu (2023), eigene Berechnungen

Um Möglichkeiten der pflegerischen Versorgung zu bewerten, empfiehlt sich ein Vergleich der Pflegekräfte mit der Zahl der zu versorgenden Pflegebedürftigen. Wesentlich für die Pflege sind die Pflegefachkräfte und die Pflegehilfskräfte. Im Jahr 2021 waren 275.964 Pflegefachkräfte (Pfk), 72.222 Pflegehilfskräfte mit Ausbildung (PhmA) und 243.937 Pflegekräfte ohne Ausbildung (PhoA) in vollstationären Einrichtungen beschäftigt (Tabelle 2.21). Das sind zusammen 73 Beschäftigte je 100 versorgte Pflegebedürftige. Werden die Beschäftigten nach ihrer vertraglichen Arbeitszeit betrachtet, ergeben sich insgesamt nur noch 55 VZÄ je 100 versorgte Pflegebedürftige. Dabei schwanken die Relationen von 22 vollzeitäquivalenten Pflegefachkräften in Brandenburg und Schleswig-Holstein bis 30 in Baden-Württemberg. In der Summe ist die Relation von vollzeitäquivalenten Pflegekräften zur Zahl der Pflegebedürftigen in Ostdeutschland geringer als in den alten Bundesländern. Die geringere Fachkraftquote wird in aller Regel auch nicht durch teilweise höhere Hilfskraftquoten ausgeglichen.

Während in der vollstationären Versorgung der Anteil der Pflegehilfskräfte mit und ohne Ausbildung etwas größer ist als der Anteil der Pflegefachkräfte, zeigt sich in der teilstationären Versorgung ein umgekehrtes Bild. Zum Jahresende 2021 waren 16.171 Pflegefachkräfte und 15.907 Pflegehilfskräfte mit oder ohne Ausbildung in teilstationären Einrichtungen beschäftigt. Das entspricht 11.763 VZÄ der Pflegefachkräfte und 10.587 VZÄ der Pflegehilfskräfte mit oder ohne Ausbildung. Je 100 Pflegebedürftige sind es im Bundesdurchschnitt zehn beziehungsweise neun VZÄ. Eine deutlich geringere Ausstattung findet sich in Schleswig-Holstein und ein höherer Personalschlüssel in Sachsen-Anhalt (Tabelle 2.22).

Tabelle 2.22: Pflegepersonal in teilstationären Pflegeeinrichtungen nach Qualifikation und im Vergleich zur Zahl der Pflegebedürftigen im Jahr 2021

	Beschäftigte		Vollzeitäquivalente		Beschäftigte		Vollzeitäquivalente	
	Anzahl				je 100 Pflegebedürftige			
	Pfk	PhmA + PhoA	Pfk	PhmA + PhoA	Pfk	PhmA + PhoA	Pfk	PhmA + PhoA
Baden-Württemberg	1.798	1.790	1.205	1.050	15	14	10	8
Bayern	2.177	1.996	1.457	1.243	15	13	10	8
Berlin	395	508	321	398	11	14	9	11
Brandenburg	706	796	580	592	10	12	9	9
Bremen	162	190	108	120	14	17	10	11
Hamburg	204	178	157	125	12	11	9	7
Hessen	675	727	501	465	12	13	9	8
Mecklenburg-Vorpommern	778	776	635	589	12	12	10	9
Niedersachsen	2.240	2.464	1.586	1.597	13	14	9	9
Nordrhein-Westfalen	3.511	2.539	2.432	1.571	14	10	10	6
Rheinland-Pfalz	472	477	320	304	15	15	10	9
Saarland	155	165	112	106	12	13	9	8
Sachsen	1.006	1.069	814	789	13	14	10	10
Sachsen-Anhalt	850	1.002	723	782	13	15	11	12
Schleswig-Holstein	461	543	343	353	11	13	8	9
Thüringen	581	687	469	504	12	14	10	10
Deutschland	16.171	15.907	11.763	10.587	13	13	10	9

Anmerkung: Berücksichtigt sind alle Einrichtungen, die ausschließlich teilstationäre Angebote haben.
Als Pflegefachkräfte (Pfk) sind erfasst: examinierte Altenpflegekräfte, examinierte
Krankenpflegekräfte, examinierte Kinderkrankenpflegekräfte, Pflegefachmänner und -frauen sowie
Beschäftigte mit einem Abschluss einer pflegewissenschaftlichen Ausbildung an einer
Fachhochschule oder Universität. Als Pflegehilfskräfte mit Ausbildung (PhmA) sind erfasst: staatlich
anerkannte Altenpflegehilfskräfte, Krankenpflegehilfskräfte, Familienpfleger und
Familienpflegerinnen mit staatlichem Abschluss und Dorfhelfer und Dorfhelferinnen mit staatlichem
Abschluss. Als Pflegehilfskräfte ohne Ausbildung (PhoA) sind erfasst: sonstige pflegerische Berufe
sowie andere Berufsgruppen mit Tätigkeitsschwerpunkt in Pflege und Betreuung.
Quelle: FDZ-StaBu (2023), eigene Berechnungen

Bezüglich der Finanzierung vollstationärer Einrichtungen ist zu berücksichtigen, dass die Gesamtheimentgelte gemäß §87a SGB XI neben den Pflegesätzen (§84 Abs. 1 SGB XI einschließlich der Ausbildungsvergütung nach §82a SGB XI) auch die Kosten für Unterkunft und Verpflegung (§87 SGB XI) sowie die gesondert abrechenbaren Investitionskosten (§82 Abs. 3 und 4 SGB XI) umfassen. Die Leistungen der Pflegeversicherung (§43 SGB XI) beziehen sich nur auf die Pflegesätze und sind dabei in aller Regel deutlich geringer als diese. Ursprünglich waren die Anteile an den Pflegesätzen, die vom Versicherten zu zahlen waren, abhängig vom Ausmaß der Pflegebedürftigkeit. Seit Inkrafttreten der Regelungen des PSG II zum 1. Januar 2017 zahlen Pflegebedürftige der Pflegegrade 2 bis 5 für die Pflegeaufwände nunmehr einen einrichtungseinheitlichen Eigenanteil. Bei einer Erhöhung des Pflegegrads verändert sich der Eigenanteil seither nicht. Des Weiteren haben Pflegebedürftige in vollstationärer Dauerpflege seit dem 1. Januar 2022 Anspruch auf einen zusätzlichen Leistungszuschlag nach §43c SGB XI. Dieser belief sich zunächst im ersten Aufenthaltsjahr auf fünf Prozent, im zweiten Jahr auf 25 Prozent, im dritten Jahr auf 45 Prozent und anschließend auf 70 Prozent des einrichtungseinheitlichen Eigenanteils. Seit dem 1. Januar 2024 ist dieser Anteil erhöht worden auf 15 Prozent im ersten Jahr, 30 Prozent im zweiten Jahr, 50 Prozent im dritten Jahr und anschließend 75 Prozent des einrichtungseinheitlichen Eigenanteils.

Vom Wissenschaftlichen Institut der AOK (WIdO) werden für Mitte 2024 bundesweit von den Pflegebedürftigen zu tragende durchschnittliche Investitionskosten von 492 Euro ausgewiesen. Durchschnittlich 952 Euro fielen zudem für Unterkunft und Verpflegung an. Hinzu kam noch der pflegebedingte Eigenanteil unter Berücksichtigung der nach Wohndauer gestaffelten Leistungszuschläge. Dieser belief sich Mitte 2024 inklusive Ausbildungsumlagen auf durchschnittlich 895 Euro. Die insgesamt selbst zu tragenden Kosten der Heimunterbringung lagen damit Mitte 2024 bei 2.339 Euro und damit schon wieder höher als Ende 2021 (2.233 Euro), also vor der Einführung der nach Wohndauer gestaffelten Leistungszuschläge (Abbildung 2.12).

Abbildung 2.12: Einrichtungseinheitliche Eigenanteile (EEE), Kosten für Unterkunft und Verpflegung sowie Investitionskosten nach Berücksichtigung der nach Wohndauer gestaffelten Leistungszuschläge (nach §43c SGB XI)

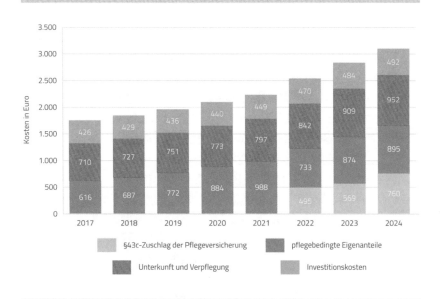

Anmerkung: durchschnittliche finanzielle Belastung inklusive Ausbildungsumlage oder individueller Ausbildungskosten; jeweils zum Jahresende, 2024 im Juni
Quelle: WIdO, 2024

Die Höhe der durchschnittlichen Heimentgelte variierte zwischen den Bundesländern erheblich. Dabei ist zu beachten, dass die in den Rahmenverträgen auf Landesebene gemäß § 75 SGB XI vorgenommene Abgrenzung zwischen den allgemeinen Pflegeleistungen und den Leistungen bei Unterkunft und Verpflegung in den einzelnen Bundesländern höchst unterschiedlich geregelt ist (Augurzky et al., 2008, S. 25 ff.), was die enormen Unterschiede in den Hotelkosten zum Teil erklären kann. Angesichts der unterschiedlichen Anrechnungsvorschriften empfiehlt es sich, nicht nur die Pflegesätze der Einrichtungen zu betrachten, sondern auch das Gesamtheimentgelt.

Abbildung 2.13: Monatliche finanzielle Belastung eines Pflegebedürftigen in der stationären Pflege in Euro im Juni 2024

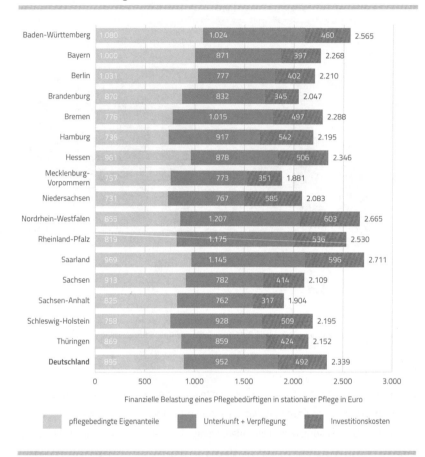

Finanzielle Belastung eines Pflegebedürftigen in stationärer Pflege in Euro

■ pflegebedingte Eigenanteile   ■ Unterkunft + Verpflegung   ■ Investitionskosten

Anmerkung: durchschnittliche finanzielle Belastung inklusive Ausbildungsumlage oder individueller Ausbildungskosten
Quelle: WIdO, 2024

Die Variation der Heimentgelte ergibt sich entsprechend sowohl aus der Variation der durchschnittlichen Pflegesätze als auch aus der Variation der durchschnittlichen Hotel-kosten und der durchschnittlichen Investitionskosten. Die Hotelkosten schwanken dabei zwischen 762 Euro in Sachsen-Anhalt und 1.207 Euro in Nordrhein-Westfalen (Abbildung 2.13). Die Investitionskosten schwanken zwischen 317 Euro in Sachsen-Anhalt und

603 Euro in Nordrhein-Westfalen. Noch etwas größere Schwankungen gibt es bei den selbst zu zahlenden pflegebedingten Eigenanteilen inklusive Ausbildungsumlagen. Die liegen zwischen 731 Euro in Niedersachsen und 1.080 Euro in Baden-Württemberg. In der Summe gleichen sich diese Schwankungen bei Pflegesätzen, Investitionskosten und Hotelkosten aber nicht aus, sondern die Unterschiede summieren sich teilweise auf. So finden sich die geringsten finanziellen Belastungen für Pflegebedürftige in der Summe in Mecklenburg-Vorpommern (1.881 Euro) und Sachsen-Anhalt (1.904 Euro) und die höchsten finanziellen Belastungen im Saarland (2.711 Euro) und in Nordrhein-Westfalen (2.665 Euro). Das ist ein Unterschied von über 800 Euro.

2.2.3 Pflegepersonen

Pflegepersonen im Sinne des SGB XI sind Personen, die nicht erwerbsmäßig einen Pflegebedürftigen im Sinne des § 14 SGB XI in seiner häuslichen Umgebung pflegen (§ 19 SGB XI). Zur Erfassung der Zahl der Pflegepersonen gibt es keine amtlichen Statistiken. Dennoch lassen sich anhand verschiedener Datenquellen Schätzungen und Beschreibungen vornehmen.

Schätzungen zur Gesamtzahl der an der Pflege beteiligten Privatpersonen kommen auf etwa doppelt so viele Pflegepersonen wie Pflegebedürftige im häuslichen Setting. Auf Basis des Sozio-oekonomischen Panels (SOEP) wurden für das Jahr 2015 rund 4,6 Millionen Pflegepersonen bei ausgewiesenen 2,2 Millionen Pflegebedürftigen geschätzt (Rothgang et al., 2017, S. 144 f.). Nach der Kantar-Studie von 2018 werden 35 Prozent der Pflegebedürftigen zu Hause von nur einer Person versorgt, 26 Prozent von zwei Personen, 16 Prozent von drei Personen und 14 Prozent von vier oder mehr Personen (Geiss et al., 2019, S. 95). Im Durchschnitt sind es ziemlich genau zwei Pflegepersonen je pflegebedürftige Person. Bei ausgewiesenen 4,2 Millionen Pflegebedürftigen in häuslicher Pflege im Jahr 2021 ist daher mit rund 8,4 Millionen Pflegepersonen zu rechnen. Nach den Statistiken des BMG (2024b) wurden Ende 2023 schon 4,4 Millionen SPV-Versicherte und 0,3 Millionen PPV-Versicherte zu Hause gepflegt. Demnach wäre mit mehr als neun Millionen Pflegepersonen zu rechnen. Ohne Berücksichtigung der Pflegebedürftigen mit Pflegegrad 1 ergeben sich immer noch fast acht Millionen Pflegepersonen. Eine Übertragbarkeit dieser Berechnung auf die einzelnen Bundesländer ist mittels dieser Datengrundlage nicht möglich.

rund 8 Millionen
Pflegepersonen

Zur Verbesserung der sozialen Sicherung entrichtet die Pflegeversicherung Beiträge an die Rentenversicherung, wenn die Pflegeperson regelmäßig nicht mehr als 30 Stunden wöchentlich erwerbstätig ist und eine oder mehrere pflegebedürftige Personen des Pflegegrads 2 bis 5 in ihrer häuslichen Umgebung nicht erwerbsmäßig für wenigstens zehn Stunden wöchentlich an mindestens zwei Tagen pflegt (§ 44 SGB XI). Bis Ende 2016 mussten 14 Stunden Pflege nachgewiesen sein. Ein Beitragsanspruch besteht nur, solange noch keine Vollrente wegen Alters bezogen wird. Daher ist die Zahl der Pflegepersonen, für die Rentenversicherungsbeiträge gezahlt werden, deutlich kleiner als die Zahl aller Pflegepersonen.

Für den Zeitraum von Ende 2017 bis Ende 2022 weist die Deutsche Rentenversicherung einen Anstieg der pflichtversicherten Pflegepersonen von 527.375 auf 1.024.537 aus. Die jährliche Beitragssumme zur sozialen Sicherung der Pflegepersonen stieg von 1,5 Milliarden Euro im Jahr 2017 auf 3,2 Milliarden Euro im Jahr 2022 (BMG, 2024b, S. 14). Eine regionale Untergliederung ist aus den Berichterstattungen nicht möglich.

Aus den zur Verfügung gestellten Routinedaten der BARMER lässt sich nicht herauslesen, welche Merkmale die pflichtversicherten Pflegepersonen haben. Es lässt sich aber feststellen, für welchen Anteil an Pflegebedürftigen Beitragszahlungen zur Rentenversicherung für Pflegepersonen geleistet wurden. Im Jahr 2017 wurden für 22,3 Prozent der häuslich versorgten Pflegebedürftigen entsprechende Rentenversicherungsbeiträge durch die Pflegeversicherung entrichtet. In den Folge Jahren erhöhte sich der Anteil zeitweise auf 25,5 Prozent im Jahr 2021 (Tabelle 2.23), obwohl hier die Pflegebedürftigen mit Pflegegrad 1 mit im Nenner stehen. Das entspricht insgesamt etwa dem Trend der Zahlen der Rentenversicherung. Der insgesamt geringe Anteil von Pflegebedürftigen, für deren Pflege auch Rentenversicherungsbeiträge gezahlt werden, resultiert insbesondere daraus, dass die Hauptpflegeperson in den meisten Fällen der Partner oder die Partnerin ist (Rothgang & Müller, 2018, S. 119). Da die Pflegebedürftigkeit in der Regel erst im Rentenalter eintritt und der Partner oder die Partnerin meist ein ähnliches Alter aufweist, besteht hier auch in den meisten Fällen kein Anspruch auf diese Versicherungsleistung.

Im Saarland, in Rheinland-Pfalz, in Nordrhein-Westfalen, in Niedersachsen und in Hessen gibt es überdurchschnittlich viele Beitragszahlungen zur Rentenversicherung, während sie in Ostdeutschland und den Stadtstaaten durchweg unterdurchschnittlich sind. Zudem sind die Zuwächse in Berlin und den ostdeutschen Ländern am geringsten (Tabelle 2.23). Regionale Unterschiede sind zum Teil durch Unterschiede in der Altersstruktur hervorgerufen. Relativ zur Fallzahl der hochaltrigen Pflegebedürftigen ist die Zahl der pflichtversicherten Pflegepersonen gering. Bei pflegebedürftigen Kindern und Pflegebedürftigen im mittleren Alter ist der Anteil der Pflegepersonen, für die Beiträge gezahlt werden, weitaus höher (Rothgang & Müller, 2019, S. 88).

weniger Beitragszahlungen zur Rentenversicherung in den Stadtstaaten und in ostdeutschen Bundesländern

Tabelle 2.23: Anteil ambulant versorgter Pflegebedürftiger mit Beitragszahlungen zur Rentenversicherung für Pflegepersonen in den Jahren 2017, 2019, 2021 und 2023

	2017	2019	2021	2023	Differenz 2023 zu 2017
	Anteil in Prozent				in Prozentpunkten
Deutschland	22,3	24,8	25,5	24,8	2,5
Baden-Württemberg	22,2	25,0	26,3	25,2	3,0
Bayern	22,3	25,4	26,6	26,2	3,9
Berlin	18,4	20,0	20,7	20,0	1,6
Brandenburg	19,9	21,7	21,3	20,5	0,6
Bremen	17,0	21,1	21,8	21,3	4,4
Hamburg	18,8	21,7	23,3	22,4	3,7
Hessen	26,0	28,4	29,0	28,9	2,9
Mecklenburg-Vorpommern	18,9	20,6	20,7	19,5	0,6
Niedersachsen	24,6	27,4	27,4	27,4	2,8
Nordrhein-Westfalen	23,8	26,5	27,2	26,6	2,8
Rheinland-Pfalz	25,2	27,2	27,6	26,6	1,3
Saarland	27,3	29,2	30,4	29,0	1,6
Sachsen	17,1	18,0	18,0	16,5	−0,6
Sachsen-Anhalt	17,4	19,0	19,3	18,8	1,4
Schleswig-Holstein	20,0	22,8	23,1	22,5	2,5
Thüringen	20,0	22,1	23,4	22,1	2,1

Quelle: BARMER-Daten 2017–2023, hochgerechnet auf die Bevölkerung der Bundesrepublik Deutschland

2.2.4 Fazit zur Leistungserbringung

Pflegebedürftige Menschen werden entweder allein durch Angehörige im häuslichen Umfeld gepflegt, im häuslichen Umfeld durch ambulante Pflegedienste (mit)versorgt oder in stationären Pflegeeinrichtungen gepflegt.

Zwei Drittel der ambulanten Pflegedienste sind in privater Trägerschaft – mit zunehmender Tendenz. Der Anteil der Pflegebedürftigen, deren formelle Pflege durch private Pflegedienste erfolgt, liegt deutlich darunter, aber im Jahr 2017 auch schon über 50 Prozent. Private Pflegedienste sind insgesamt kleiner und versorgen im Durchschnitt nur 54,6 Pflegebedürftige. Im Durchschnitt aller Pflegedienste werden 68,1 Pflegebedürftige versorgt.

Bezüglich der vertraglich festgelegten Arbeitszeit bestehen deutliche regionale Unterschiede. Der Anteil der Beschäftigten in Vollzeit oder in Teilzeit mit mehr als 50 Prozent der Regelarbeitszeit liegt in Ostdeutschland durchweg weit über 80 Prozent. Im Bundesdurchschnitt sind es nur rund 67 Prozent. Die Möglichkeit, über eine Aufstockung der Arbeitszeit eine Entlastung in Bezug auf den Pflegekräftemangel herbeizuführen, ist damit in Ostdeutschland weniger gegeben als in Westdeutschland.

mehr vertraglich vereinbarte Arbeitszeit je beschäftigte Person in Ostdeutschland

Im Unterschied zu den ambulanten Pflegediensten sind mehr als die Hälfte der Pflegeheime in freigemeinnütziger oder öffentlicher Trägerschaft. Auch die Beschäftigungsverhältnisse in den stationären Pflegeeinrichtungen unterscheiden sich von denen in den ambulanten Pflegediensten. So ist zwar knapp ein Drittel der Beschäftigten in Vollzeit erwerbstätig, in Ostdeutschland jedoch deutlich weniger als in Westdeutschland. Beschäftigungsverhältnisse mit einer Arbeitszeit von über 50 Prozent der Regelarbeitszeit finden sich dagegen häufiger in Ostdeutschland. Insgesamt ergeben sich in Ostdeutschland dennoch mehr vertraglich vereinbarte Arbeitszeiten pro Kopf der Beschäftigten, da dort die geringfügige Beschäftigung deutlich seltener ist. Die höchste Anzahl an Pflegefachkräften gemessen in VZÄ je 100 Pflegebedürftige gibt es jedoch in Baden-Württemberg und Nordrhein-Westfalen.

Den Pflegebedürftigen, die zu Hause gepflegt werden, stehen etwa doppelt so viele Pflegepersonen gegenüber. Nur für rund ein Viertel der Pflegebedürftigen werden derzeit Rentenversicherungsbeiträge für ihre Pflegepersonen durch die Pflegeversicherung gezahlt. In den ostdeutschen Ländern liegt dieser Anteil aktuell und meist auch in den Jahren zuvor unterhalb des Bundesdurchschnitts. Dies ist auch durch eine unterschiedliche Altersstruktur verursacht, da für die Versorgung jüngerer Pflegebedürftiger häufiger Rentenversicherungsbeiträge gezahlt werden.

2.3 Finanzierung

Die Pflegeversicherung besteht in Deutschland aus zwei Zweigen, der sozialen Pflegeversicherung (SPV) und der privaten Pflegepflichtversicherung (PPV). Der Leistungsanspruch gegenüber der Pflegeversicherung ist aber für beide Versichertengruppen identisch und deckt nur einen Teil der durch die Pflegebedürftigkeit entstehenden Kosten (Kapitel 2.3.1). Neben der Pflegeversicherung tragen auch andere kollektive Sicherungssysteme (Sozialhilfe und Kriegsopferfürsorge) sowie Eigenmittel der Betroffenen zur Finanzierung von Pflegebedürftigkeit bei. In Kapitel 2.3.2 wird ein Überblick über die Finanzentwicklung der sozialen Pflegeversicherung gegeben, die quantitativ am bedeutendsten ist. Anschließend werden die Entwicklungen in der privaten Pflegeversicherung (Kapitel 2.3.3) und der Sozialhilfe (Kapitel 2.3.4) dargestellt, bevor in einem Überblick über die gesamte Finanzierung von Leistungsausgaben im Bereich der Langzeitpflege zusätzlich auch auf die Kriegsopferfürsorge und die privaten Ausgaben eingegangen wird (Kapitel 2.3.5).

www.bifg.de/Y925PP

2.3.1 Leistungen der Pflegeversicherung

Seit Einführung der Pflegeversicherung im Jahr 1995 sind die meisten Leistungshöhen nach oben gedeckelt beziehungsweise festgeschrieben und anschließend bis zum Jahr 2008 nicht mehr angepasst worden. Danach wurden die Leistungshöhen unregelmäßig und uneinheitlich angepasst. Mit der Vielzahl an Pflegereformgesetzen insbesondere ab 2008 wurden sowohl Leistungssummen erhöht als auch zusätzliche Leistungsarten installiert und Leistungsansprüche ausgedehnt (Rothgang & Müller, 2021, S. 116 ff.). Pflegesachleistungen, Pflegegeld, Verhinderungspflege, Tages- oder Nachtpflege und Kurzzeitpflege sind seit April 1995 im Leistungskatalog enthalten. Leistungsansprüche bei vollstationärer Dauerpflege gibt es seit Juli 1996. Die Leistungsansprüche seit 2017 sind in Tabelle 2.24 dargestellt. Zum 1. Januar 2025 sollen die Beträge für die Leistungen der Pflegeversicherung um 4,5 Prozent steigen und zum 1. Januar 2028 entsprechend der Kerninflationsrate der Jahre 2025 bis 2027 (§ 30 SGB XI). Eine weitere regelhafte Anpassung ist im SGB XI nicht vorgesehen.

weitere Reduktion der Eigenanteile im Pflegeheim je nach Verweildauer im Heim

Mit dem PSG II wurden die Pflegegrade eingeführt und die maximalen Leistungssummen für die einzelnen Leistungsbereiche je nach Pflegegrad neu festgelegt. Erstmalige Leistungsanpassungen seit 2017 gab es durch das Gesetz zur Weiterentwicklung der Gesundheitsversorgung vom 11. Juli 2021 (GVWG) zum Jahr 2022. Dabei werden die maximalen monatlichen Leistungssummen für Pflegesachleistung und die Kurzzeitpflege um feste Beträge angehoben. In der vollstationären Dauerpflege hingegen werden neben den unveränderten Leistungshöhen nach § 43 SGB XI zusätzliche Leistungszuschläge nach § 43c SGB XI gewährt, deren Höhe von der bisher verbrachten Zeit in der vollstationären Dauerpflege abhängt. Je länger die bisherige Verweildauer ist, desto höher sind diese Zuschläge. Diese prozentualen Zuschläge sind durch das Pflegeunterstützungs- und Entlastungsgesetz vom 19. Juni 2023 (PUEG) zum 1. Januar 2024 weiter angehoben worden. Zudem wurden die Pflegesachleistungen und das Pflegegeld um fünf Prozent erhöht und Anpassungen bei der Verhinderungspflege vorgenommen.

Tabelle 2.24: Maximale Leistungen der Pflegeversicherung seit 2017

Sachleistung nach § 36 SGB XI maximal monatlich in Euro					
	PG 1	PG 2	PG 3	PG 4	PG 5
2017	–	689	1.298	1.612	1.955
2022	–	724	1.363	1.693	2.095
2024	–	761	1.432	1.778	2.220
Pflegegeld nach § 37 SGB XI maximal monatlich in Euro					
	PG 1	PG 2	PG 3	PG 4	PG 5
2017	–	316	545	728	901
2024	–	332	573	765	947
vollstationäre Pflege nach § 43 SGB XI maximal monatlich in Euro					
	PG 1	PG 2	PG 3	PG 4	PG 5
2017	125	770	1.262	1.775	2.005

		770	1.262	1.775	2.005
2022	125	+ anteilige Übernahme des pflegebedingten Eigenanteils bei andauernder vollstationärer Dauerpflege: 5 % bei bis zu 12 Monate 25 % bei mehr als 12 Monate 45 % bei mehr als 24 Monate 70 % bei mehr als 36 Monate			
		770	1.262	1.775	2.005
2024	125	+ anteilige Übernahme des pflegebedingten Eigenanteils bei andauernder vollstationärer Dauerpflege: 15 % bei bis zu 12 Monate 30 % bei mehr als 12 Monate 50 % bei mehr als 24 Monate 75 % bei mehr als 36 Monate			

Verhinderungspflege nach § 39 SGB XI maximal jährlich in Euro					
... durch nahe Angehörige					
	PG 1	PG 2	PG 3	PG 4	PG 5
2017 max. 6 Wochen [1]	-	474	817,50	1.092	1.351,50
	(+ Umwidmung von Kurzzeitpflege 806)				
2024 max. 6 Wochen [1]	-	498	859,50	1.147,50	1.420,50
	(+ Umwidmung von Kurzzeitpflege 806)				
2024 bei PG 4 + 5 und Alter bis unter 25 Jahre max. 8 Wochen [2]				1.530	1.612
				(+ Umwidmung von Kurzzeitpflege 1.774)	

... durch sonstige Personen					
	PG 1	PG 2	PG 3	PG 4	PG 5
2017 max. 6 Wochen [1]	-	1.612 (+ Umwidmung von Kurzzeitpflege 806)			
2024 max. 6 Wochen [1]	-	1.612 (+ Umwidmung von Kurzzeitpflege 806)			
2024 bei PG 4 + 5 und Alter bis unter 25 Jahre max. 8 Wochen [2]				1.612 (+ Umwidmung von Kurzzeitpflege 1.774)	

Kurzzeitpflege nach § 42 SGB XI maximal jährlich in Euro					
	PG 1	PG 2	PG 3	PG 4	PG 5
2017 max. 8 Wochen [2]	-	1.612 (+ Umwidmung von Verhinderungspflege 1.612)			
2022 max. 8 Wochen [2]	-	1.774 (+ Umwidmung von Verhinderungspflege 1.612)			

Tages- oder Nachtpflege nach § 41 SGB XI maximal monatlich in Euro					
	PG 1	PG 2	PG 3	PG 4	PG 5
2017 [3]	–	689	1.298	1.612	1.995

ambulant betreute Wohngruppe nach § 38a SGB XI monatlich in Euro					
	PG 1	PG 2	PG 3	PG 4	PG 5
2017			214		

Anschubfinanzierung zur Gründung von ambulant betreuten Wohngruppen nach § 45e SGB XI einmalig in Euro					
	PG 1	PG 2	PG 3	PG 4	PG 5
2017			2.500 (bis zu insgesamt 10.000, wenn mehrere Anspruchsberechtigte zusammenwohnen)		

Entlastungsbetrag nach § 45b SGB XI maximal jährlich in Euro					
	PG 1	PG 2	PG 3	PG 4	PG 5
2017 [4] [5]	1.500	1.500	1.500	1.500	1.500

wohnumfeldverbessernde Maßnahmen nach § 40 SGB XI – maximal je Maßnahme in Euro					
	PG 1	PG 2	PG 3	PG 4	PG 5
2017			4.000 (bis zum vierfachen Betrag, also bis zu insgesamt 16.000, wenn mehrere Anspruchsberechtigte zusammenwohnen)		

[1] für sechs Wochen fortgesetzte Zahlung von 50 Prozent des Pflegegelds
[2] für acht Wochen fortgesetzte Zahlung von 50 Prozent des Pflegegelds
[3] ohne Anrechnung auf die Pflegesachleistung oder das Pflegegeld
[4] Bis zu 40 Prozent der monatlich nicht genutzten Pflegesachleistungen können zudem für landesrechtlich anerkannte Angebote zur Unterstützung im Alltag verwendet werden (Umwandlungsanspruch).
[5] Der Entlastungsbetrag kann (zusätzlich) für Leistungen der Tages- oder Nachtpflege, Leistungen der Kurzzeitpflege, Leistungen der nach Landesrecht anerkannten Angebote zur Unterstützung im Alltag verwendet werden sowie für Leistungen der ambulanten Pflegedienste im Sinne des § 36 SGB XI.
Quelle: BMG (2017, 2018, 2019, 2021, 2022, 2023b, 2024c).

2.3.2 Finanzentwicklung der sozialen Pflegeversicherung

Die Einnahmen der SPV resultieren fast ausschließlich aus Beiträgen, die im Umlageverfahren aufgebracht werden. Wie Tabelle 2.25 zeigt, haben sich die Einnahmen der SPV zwischen 2017 und 2023 von 36,10 Milliarden Euro im Jahr 2017 auf 61,01 Milliarden Euro um 24,91 Milliarden Euro (= 69,0 Prozent) erhöht. Der Anstieg ist neben dem Anstieg der beitragspflichtigen Einkommen vor allem auf die Anhebungen des Beitragssatzes zurückzuführen. Mit Inkrafttreten des PSG II zum 1. Januar 2017 lag der Beitragssatz bei 2,55 Prozent (2,8 Prozent für Kinderlose). Eine weitere Erhöhung erfolgte zum

1. Januar 2019 auf 3,05 Prozent (3,3 Prozent für Kinderlose). Der Beitragszuschlag für Kinderlose wurde durch das GVWG zum 1. Januar 2022 noch weiter auf 0,35 Prozent erhöht. Mit dem PUEG wurde der Beitragssatz zum 1. Juli 2023 auf 3,4 Prozent festgelegt, wobei der Beitragssatz für kinderlose Versicherungsmitglieder ab dem 23. Lebensjahr auf 4,0 Prozent festgesetzt wurde. Je nach Anzahl der Kinder bis zum Alter von 25 Jahren gibt es Abschläge auf den allgemeinen Beitragssatz. Neben den Beitragseinnahmen werden für das Jahr 2022 auch sonstige Einnahmen in Höhe von 5,33 Milliarden Euro verbucht. Diese setzen sich im Wesentlichen zusammen aus Bundesmitteln zur Stabilisierung des Ausgleichsfonds, aus Finanzierungsanteilen der GKV an den Kosten der medizinischen Behandlungspflege, aus Finanzierungsanteilen der privaten Versicherungsunternehmen für pandemiebedingte Erstattungen sowie aus Einnahmen aus der Beteiligung der GKV an den pandemiebedingten Erstattungen und Prämien. Die pandemiebedingten Sondereinnahmen sind im Jahr 2023 wieder zurückgegangen.

Die Gesamtausgaben sind von 38,52 Milliarden Euro im Jahr 2017 auf 59,23 Milliarden Euro im Jahr 2023 gestiegen. Bei den Ausgaben handelt es sich ganz überwiegend um Leistungsausgaben; der Anteil der Verwaltungskosten (1,68 Milliarden Euro) lag im Jahr 2023 bei lediglich 2,8 Prozent der Gesamtausgaben. Selbst wenn die Kosten des MD (0,59 Milliarden Euro) hinzugerechnet werden, liegt der Ausgabenanteil, der nicht für Leistungen verwendet wird, immer noch bei nur 3,8 Prozent (Tabelle 2.25).

Bei den meisten Ausgabenposten zeigen sich stetige Zunahmen der Ausgaben, was auch durch die steigende Zahl der Pflegebedürftigen bedingt ist. Die Leistungsausgaben für die vollstationäre Pflege waren lange Zeit der größte Ausgabenposten. In den Jahren von 2017 bis 2021 stagnierten diese Leistungssummen aber. Aufgrund der Übernahme von Anteilen der pflegebedingten Eigenanteile in der vollstationären Dauerpflege ist dieser Wert in den Jahren 2022 und 2023 allerdings auf zuletzt 17,09 Milliarden Euro gestiegen. Durch das PSG II ist der Kreis der Leistungsberechtigten ausgeweitet worden. Dies hatte insbesondere Auswirkungen auf die Zahl der Pflegebedürftigen mit geringen Pflegegraden. Dementsprechend sind die Ausgaben für Geldleistungen deutlich um 62,0 Prozent gestiegen und lagen für das Jahr 2023 bei 16,18 Milliarden Euro. Bemerkenswert ist auch die Verdopplung der Ausgaben für die soziale Absicherung für Pflegepersonen, die maßgeblich durch die entsprechenden Änderungen der Anspruchsberechtigung im PSG II

hervorgerufen sein dürfte. Besonders auffällig sind die „sonstigen Leistungsausgaben",
die im Jahr 2020 mit 3,2 Milliarden Euro, in den Jahren 2021 und 2022 mit jeweils rund
5,5 Milliarden Euro und im Jahr 2023 mit 1,68 Milliarden Euro zu Buche schlagen. Darunter verbergen sich insbesondere Erstattungen für pandemiebedingte Mindereinnahmen,
pandemiebedingte außerordentliche Aufwendungen und pandemiebedingte Erstattungen von Testkosten.

Zum Jahr 2015 wurde der Pflegevorsorgefonds eingeführt. Nach neun Jahren beläuft sich
dessen Mittelbestand nun auf 11,64 Milliarden Euro (Tabelle 2.25).

Nachdem die soziale Pflegeversicherung seit dem Jahr 2008 durchgängig einen Liquidi-
tätsüberschuss erzielt hat (BMG, 2024a), ist mit der Umsetzung des PSG II im Jahr 2017
ein Defizit von 2,42 Milliarden Euro entstanden. Im Jahr 2018 lag das Defizit dann schon
bei 3,55 Milliarden Euro (Tabelle 2.25). Um ein weiteres Defizit zu vermeiden, wurde zum
1. Januar 2019 der Beitragssatz um 0,5 Beitragssatzpunkte angehoben. So wurde 2019
ein Überschuss von 3,29 Milliarden Euro erzielt. Der Saldo ist durch die weiter gestiegene
Zahl der Pflegebedürftigen und die hohen pandemiebedingten Ausgaben bis 2021 aber
wieder ins Defizit gerutscht. Die Steuermittel, die der Bund zur Refinanzierung der Pandemiekosten zur Verfügung gestellt hat, waren nicht ausreichend, um die Pandemiekosten zu finanzieren und das Defizit zu verhindern. Eine Aufstockung auf der Einnahmeseite,
wie sie zur Mitte des Jahres 2023 durch die Beitragserhöhung durchgeführt wurde, war
notwendig, um die Liquidität der Pflegeversicherung sicherzustellen. Der Mittelbestand
am Jahresende 2022 war nämlich gerade einmal so groß, dass es für einen Monat reichte.

Tabelle 2.25: Finanzentwicklung der sozialen Pflegeversicherung

	2017	2018	2019	2020	2021	2022	2023
Einnahmen	in Milliarden Euro						
Beitragseinnahmen	36,04	37,65	46,53	47,89	49,70	52,45	58,53
sonstige Einnahmen	0,06	0,07	0,72	2,73	2,81	5,33	2,48
Einnahmen insgesamt	36,10	37,72	47,24	50,62	52,50	57,78	61,01
Ausgaben	in Milliarden Euro						
Leistungsausgaben	35,54	38,25	40,69	45,60	50,23	56,23	56,91
Geldleistung	9,99	10,88	11,74	12,89	13,92	14,92	16,18

	2017	2018	2019	2020	2021	2022	2023
Pflegesachleistung	4,50	4,78	4,98	5,30	5,50	5,68	6,05
Verhinderungspflege	1,12	1,25	1,46	1,63	1,81	2,12	2,57
Tages-/Nachtpflege	0,68	0,80	0,94	0,74	0,88	1,12	1,40
zusätzliche ambulante Betreuungs- und Entlastungsleistungen	1,23	1,63	1,92	2,03	2,39	2,66	2,95
Kurzzeitpflege	0,60	0,65	0,70	0,61	0,67	0,74	0,85
soziale Sicherung der Pflegepersonen	1,54	2,10	2,38	2,72	3,07	3,24	3,60
Hilfsmittel/Wohnumfeldverbesserung	0,88	1,06	1,19	1,38	1,70	1,65	1,74
vollstationäre Pflege	13,00	12,95	12,98	12,98	12,55	16,04	17,09
vollstationäre Pflege in Behindertenheimen	0,40	0,44	0,44	0,42	0,45	0,44	0,43
stationäre Vergütungszuschläge	1,31	1,37	1,51	1,60	1,72	1,93	2,23
Pflegeberatung	0,09	0,13	0,13	0,13	0,13	0,14	0,15
sonstige Leistungsausgaben	0,20	0,22	0,32	3,16	5,45	5,55	1,68
Hälfte der Kosten des Medizinischen Dienstes	0,42	0,45	0,49	0,53	0,53	0,53	0,59
Verwaltungsausgaben	1,18	1,14	1,28	1,41	1,50	1,62	1,68
Zuführung zum Pflegevorsorgefonds	1,36	1,41	1,48	1,53	1,57	1,63	0,00
sonstige Ausgaben	0,00	0,02	0,02	0,01	0,02	0,03	0,06
Ausgaben insgesamt	38,52	41,27	43,95	49,08	53,85	60,03	59,23
Liquidität	in Milliarden Euro						
Überschuss der Einnahmen	−2,42	−3,55	3,29	1,54	−1,35	−2,25	1,78
Mittelbestand am Jahresende	6,92	3,37	6,66	8,20	6,85	4,60	6,89
in Monatsausgaben laut Haushaltsplänen der Kassen	2,17	1,02	1,88	2,16	1,65	1,21	1,41
nachrichtlich: Mittelbestand Pflegevorsorgefonds	3,83	5,17	7,18	9,01	10,70	10,45	11,64

Anmerkung: ab 2019 „stationäre Vergütungszuschläge" inklusive „Vergütungszuschlägen für zusätzliches Personal in vollstationären Einrichtungen"
Quelle: BMG, 2024a

2.3.3 Finanzentwicklung der privaten Pflegeversicherung

Im Jahr 2022 waren 9,2 Millionen Menschen in Deutschland privat pflegepflichtversichert (PKV, 2024). Das entspricht bei einer Bevölkerung von 84,4 Millionen Menschen (Statistisches Bundesamt, 2023a) einem Anteil von 10,9 Prozent.

Die jährlichen Einnahmen der privaten Pflegepflichtversicherung lagen im Jahr 2017 bei 2,6 Milliarden Euro. Da die Leistungsanpassungen auch für die private Versicherung gelten, ergaben sich in dieser ab 2017 deutliche Prämiensteigerungen. Die Prämieneinnahmen erhöhten sich bis zum Jahr 2022 auf 5,1 Milliarden Euro (Tabelle 2.26).

bald 50 Milliarden Euro Altersrückstellungen der PPV

Die Ausgaben für Versicherungsleistungen bleiben im gesamten Zeitraum deutlich unter den Einnahmen. Meist liegen sie sogar unter 50 Prozent der Beitragseinnahmen. Ein Großteil der Einnahmen fließt in die Altersrückstellung. Insgesamt 49,2 Milliarden Euro Altersrückstellungen wurden seit Beginn der Pflegeversicherung angesammelt (Tabelle 2.26). Im Jahr 2022 entsprachen die Altersrückstellungen in der PPV somit rund 87,5 Prozent der gesamten jährlichen Leistungssumme in der SPV.

Tabelle 2.26: Finanzentwicklung der privaten Pflegeversicherung

Jahr	Beitragseinnahmen	Versicherungsleistungen		Altersrückstellungen
	in Millionen Euro	in Millionen Euro	Anteil an den Beitragseinnahmen in Prozent	in Millionen Euro
2017	2.594,5	1.286,1	49,6	34.481,6
2018	2.557,7	1.439,7	56,3	36.156,1
2019	3.212,9	1.574,6	49,0	40.226,4
2020	4.195,5	1.756,6	41,9	43.662,7
2021	4.401,0	2.153,3	48,9	46.606,5
2022	5.072,8	2.429,5	47,9	49.242,6

Quelle: PKV (2024), eigene Berechnungen

Im Jahr 2022 waren 9.187.700 Personen privat pflegepflichtversichert. Dividiert durch diese Anzahl an Versicherten belaufen sich die Versicherungsleistungen pro Kopf auf 264 Euro im Jahr 2022. In der SPV wurden im Jahr 2022 hingegen bei 73.662.088 Versicherten (BMG, 2023c) Leistungsausgaben von 56,23 Milliarden Euro erbracht (BMG, 2024a). Das entspricht Pro-Kopf-Versicherungsleistungen von 763 Euro im Jahr 2022. Pro versicherte Person hat die private Pflegepflichtversicherung also viel niedrigere Leistungsausgaben als die soziale Pflegeversicherung. Dies liegt zum einen an dem geringeren Anteil an alten Versicherten in der PPV, zum anderen an den geringeren altersspezifischen Pflegeprävalenzen der PPV-Versicherten (Rothgang & Domhoff, 2019, S. 17 f.).

> im Vergleich zur SPV in der PKV nur ein Drittel der Ausgaben je Versicherte

2.3.4 Finanzierung durch die Sozialhilfe

Auch in der Sozialhilfe werden Pflegebedürftige nach Pflegegraden unterschieden, wobei die Definitionen der Pflegegrade des SGB XI im PSG III in das SGB XII übernommen wurden. Ebenso wie gegenüber der Pflegeversicherung besteht auch gegenüber dem Sozialhilfeträger ein deutlich eingeschränkter Leistungsanspruch bei Vorliegen des Pflegegrads 1 (§ 63 SGB XII). Der Leistungsanspruch gegenüber der Sozialhilfe ist dem Leistungsanspruch gegenüber der Pflegeversicherung nachrangig (§ 64 SGB XII). Erst wenn Pflegeversicherungsleistungen, eigenes Einkommen und Vermögen nicht mehr ausreichen, kann „Hilfe zur Pflege" gewährt werden.

Das zentrale Ziel der Einführung der Pflegeversicherung war, die Zahl derer zu reduzieren, die „Hilfe zur Pflege" bedürfen, und damit verbunden auch eine Ausgabenreduktion der Sozialhilfeträger (Roth & Rothgang, 2001). Dies ist mit der Einführung der Pflegeversicherung auch geglückt. Doch die Zahl derer, die „Hilfe zur Pflege" in Anspruch nehmen müssen, ist anschließend wieder angestiegen. Im Zuge der Leistungsausweitungen der Pflegeversicherung im Jahr 2017 ist die Zahl derer, die „Hilfe zur Pflege" in Anspruch nehmen, erneut kurzfristig gesunken (Rothgang & Müller, 2021). Seither stagniert die Zahl der Pflegebedürftigen mit „Hilfe zur Pflege" im ambulanten Bereich trotz steigender Inanspruchnahmen der ambulanten Pflegedienste. Die Anpassungen der Leistungen der Pflegeversicherung haben in diesem Bereich ihre Wirkung nicht verfehlt. In der stationären Versorgung ist hingegen bei stagnierenden Fallzahlen die Zahl der Pflegebedürftigen mit „Hilfe zur Pflege" angestiegen, was insbesondere auf die steigenden Eigenanteile bei der vollstationären Versorgung zurückzuführen ist. Die im Jahr 2022 eingeführten Zuschläge der Pflegeversicherung nach bisheriger Pflegedauer im Pflegeheim haben zu einer Reduktion der Empfänger von „Hilfe zur Pflege" bei stationärer Pflege geführt. Allerdings ist dieser Effekt nicht nachhaltig (Rothgang et al., 2023). Obwohl es mehr Pflegebedürftige mit ambulanter Versorgung gibt, liegt die Fallzahl mit Bezug von „Hilfe zur Pflege" im stationären Bereich im Jahr 2022 fast fünfmal so hoch wie im ambulanten Bereich (Tabelle 2.27).

Die Nettoausgaben für „Hilfe zur Pflege" lagen im Jahr 2017 bei 3,391 Milliarden Euro. Bis zum Jahr 2021 stiegen die Nettoausgaben stärker an als die Zahl der Bedürftigen. Die durchschnittlichen Zahlungen je pflegebedürftige Person mit „Hilfe zur Pflege" sind somit ebenfalls gestiegen. Im Jahr 2022 sind die Nettoausgaben im stationären Bereich um ein Drittel gesunken und auf das Niveau von 2017 zurückgefallen (Tabelle 2.27).

Tabelle 2.27: Sozialhilfe für „Hilfe zur Pflege" – Pflegebedürftige und Nettoausgaben

Jahr	Anzahl Pflegebedürftiger mit „Hilfe zur Pflege" am 31.12. in Tausend			Nettoausgaben im Berichtsjahr für „Hilfe zur Pflege" in Millionen Euro		
	insgesamt[1]	ambulant	stationär	insgesamt	ambulant	stationär
2017	287	55	234	3.391	939	2.453
2018	299	55	245	3.472	937	2.535
2019	302	52	250	3.777	971	2.806
2020	316	54	263	4.307	1.027	3.280
2021	315	52	263	4.737	1.077	3.660
2022	291	54	238	3.524	1.105	2.419

[1] Abweichungen durch Mehrfachzählungen
Quelle: Statistisches Bundesamt (2023b, 2024a)

Dadurch, dass die Zahl der Pflegebedürftigen mit Bezug von „Hilfe zur Pflege" seit 2017 im ambulanten Bereich stagniert und in der stationären Versorgung bis 2021 gestiegen ist, gingen auch die Leistungssummen im ambulanten und stationären Bereich auseinander. Lag das Verhältnis der Ausgaben von stationärer zu ambulanter Versorgung im Jahr 2017 noch bei 2,6 zu 1, stieg es bis ins Jahr 2021 auf 3,4 zu 1. Im Jahr 2022 wurde mit einem Verhältnis von 2,2 zu 1 sogar das Verhältnis von 2017 unterboten.

Zum Dezember 2021 wurden in der Pflegestatistik 793.461 Pflegebedürftige in vollstationärer Pflege ausgewiesen. „Hilfe zur Pflege" in stationären Einrichtungen haben 263.055 Pflegebedürftige erhalten. Das entspricht einem Anteil von 33,2 Prozent. Im Jahr 2017 lag dieser Anteil noch bei 28,5 Prozent. Der Anteil Pflegebedürftiger im Pflegeheim mit „Hilfe zur Pflege" ist somit bis 2021 leicht gestiegen. Auf 100 Pflegebedürftige, die durch einen ambulanten Pflegedienst versorgt werden, kamen im Jahr 2017 knapp sieben Pflegebedürftige mit „Hilfe zur Pflege". Im Jahr 2021 kamen auf 100 Pflegebedürftige, die durch ambulante Pflegedienste versorgt wurden, nur noch fünf Pflegebedürftige mit „Hilfe zur Pflege" (Tabelle 2.10 und Tabelle 2.27).

2.3.5 Finanzierung im Überblick

Abschließend gibt dieses Kapitel einen Überblick über die zuvor genannten Ausgaben für Pflegebedürftigkeit im Jahr 2022. Zusätzlich zu den bisher behandelten Kostenträgern werden die Ausgaben der Kriegsopferfürsorge und die privaten Ausgaben für Pflegebedürftigkeit berücksichtigt. Es handelt sich hierbei nur um die Ausgaben für die Versorgung bei Pflegebedürftigkeit und nicht um die Gesamtausgaben für die Pflegebedürftigen. Ausgaben, die etwa in der Krankenversicherung für Pflegebedürftige anfallen, werden hier nicht berücksichtigt. Differenziert wird zwischen öffentlichen und privaten Ausgaben. Die PPV wird für den Zweck dieser Übersicht dem öffentlichen Sektor zugerechnet, da auch sie per Gesetz gegründet wurde, in Bezug auf die Sozialversicherung eine substitutive Funktion hat und ihre Mitglieder einer Versicherungspflicht unterliegen.

Die öffentlichen Ausgaben können den Berichterstattungen aus den jeweiligen Organisationen (Pflegeversicherung, Sozialhilfe, Kriegsopferfürsorge) entnommen werden. Bei diesem institutionellen Zugang werden damit auch die Ausgaben für Pflegegeld berücksichtigt.

Für die privaten Ausgaben für Pflege im Pflegeheim wurde die Zahl der Leistungsempfänger mit dem zu tragenden Anteil pro Kopf an den Pflegekosten, die nicht von der Pflegeversicherung getragen werden, multipliziert. Dies sind im Januar 2022 1.175 Euro bei Pflegegrad 1 (vdek, 2022b) und im Juni 2022 964 Euro bei Pflegegrad 2 bis 5 (vdek,

2022a), gewichtet nach der Verteilung nach bisheriger Pflegedauer im Pflegeheim (vdek, 2022a) plus 100 Euro Ausbildungsvergütung (Rothgang & Müller, 2023, S. 29). In der Summe resultieren daraus 6,66 Milliarden Euro an Eigenanteilen. Von den privat getragenen Pflege- und Ausbildungskosten in der stationären Pflege wurden anschließend die Nettoausgaben der Sozialhilfe für „Hilfe zur Pflege" in Einrichtungen in Höhe von 2,42 Milliarden Euro (Tabelle 2.27) abgezogen, womit sich 4,24 Milliarden Euro direkte private Ausgaben für die stationäre Pflege ergeben (Tabelle 2.28). Nicht berücksichtigt sind hierbei die privat aufzubringenden Entgelte für Unterkunft und Verpflegung sowie die gesondert in Rechnung gestellten Investitionskosten.

Für die häusliche Pflege können die privaten Ausgaben nur geschätzt werden. In einer Repräsentativbefragung wurden monatlich privat getragene Kosten von durchschnittlich 269 Euro ermittelt, die im Zusammenhang mit der Pflegebedürftigkeit in eigener Häuslichkeit entstehen (Schneekloth et al., 2017, S. 158 f.). Die ausgewiesenen, selbst getragenen Kosten im ambulanten Bereich basieren auf Befragungen im Jahr 2016. Einerseits ist inflationsbedingt von einer Erhöhung im Zeitverlauf auszugehen. Andererseits können durch die Erhöhungen der maximalen Leistungen der Pflegeversicherung zum Jahr 2017 diese Eigenanteile inzwischen auch niedriger liegen. Zudem ist der Anteil der unter Beteiligung von Pflegediensten versorgten Pflegebedürftigen mit eigener Finanzierungsbeteiligung an diesen Leistungen rückläufig (Geiss et al., 2019, S. 160). Für das Jahr 2023 wurden in einer Befragung von AOK-Versicherten selbst getragene Ausgaben im Umfang von durchschnittlich 290 Euro ermittelt (Schwinger & Zok, 2024, S. 7). Dies liegt weiterhin im Rahmen der von Schneekloth et al. (2017, S. 158 f.) erfassten Werte. Daher wird an dieser Stelle der Wert aus dem Jahr 2023 genutzt. Multipliziert mit der Zahl der Leistungsempfänger am Jahresende 2021 ergeben sich Ausgaben von insgesamt 12,53 Milliarden Euro. Nach Abzug der Nettoaufwendungen für die „Hilfe zur Pflege" außerhalb von Einrichtungen von 1,11 Milliarden Euro (Tabelle 2.27) verbleibt ein Betrag von 11,43 Milliarden Euro (Tabelle 2.28).

Tabelle 2.28: Leistungsausgaben für Pflegebedürftigkeit nach Finanzierungsquelle im Jahr 2022

Ausgabenträger	in Milliarden Euro	Anteil an öffentlichen/privaten Ausgaben in Prozent	Anteil an den Gesamtausgaben in Prozent
öffentliche Ausgaben	63,48	100,0	80,2
soziale Pflegeversicherung	56,23	88,6	71,0
private Pflegepflichtversicherung	2,43	3,8	3,1
Beamtenbeihilfe1)	1,22	1,9	1,5
Sozialhilfe	3,52	5,5	4,4
Kriegsopferfürsorge	0,08	0,1	0,1
private Ausgaben2)	15,67	100,0	19,8
Pflegeheim3)	4,24	27,1	5,4
häusliche Pflege4)	11,43	72,9	14,4
insgesamt	79,15		100,0

[1] geschätzt als 50 Prozent der PPV-Ausgaben – siehe Text
[2] Schätzwerte, basierend auf Personenzahlen vom 31.12.2021 nach der Pflegestatistik und – bei der häuslichen Pflege – auf Befragungswerten aus dem Jahr 2023
[3] privat getragene Pflegekosten abzüglich „Hilfe zur Pflege" im stationären Bereich im Berichtsjahr 2022; unter Berücksichtigung der Zuschüsse der Pflegeversicherung nach Aufenthaltsdauer gewichtet nach der Verteilung der Aufenthaltsdauern (vdek, 2022a)
[4] privat getragene Pflegekosten abzüglich „Hilfe zur Pflege" im ambulanten Bereich im Berichtsjahr 2022
Quelle: Kriegsopferfürsorge: Statistisches Bundesamt (2022d), soziale Pflegeversicherung: BMG (2023a), private Pflegepflichtversicherung: PKV (2024), Sozialhilfe: Statistisches Bundesamt (2024a), Eigenanteil an den Pflegekosten im Pflegeheim: Rothgang & Müller (2023, S. 29); vdek (2022a), private Aufwendungen in der häuslichen Pflege: Schwinger & Zok (2024, S. 7)

Insgesamt betragen die pflegebedingten Ausgaben rund 79,15 Milliarden Euro. Wie in Tabelle 2.28 zu sehen ist, wird rund ein Fünftel der Pflegekosten privat finanziert. Hiervon entfallen etwa ein Viertel (5,4 Prozent der Gesamtkosten) auf den stationären und drei Viertel (14,4 Prozent der Gesamtkosten) auf den häuslichen Bereich. Bei den öffentlichen Ausgaben wird mit 88,6 Prozent der bei Weitem größte Teil von der SPV abgedeckt, während auf die Sozialhilfe 5,5 Prozent entfallen. Demgegenüber ist der Anteil der öffentlichen Ausgaben, der jeweils von der PPV und der Kriegsopferfürsorge getragen wird, mit 3,8 Prozent beziehungsweise 0,1 Prozent relativ gering. Die SPV ist damit der wichtigste

Kostenträger, der das gesamte Pflegesicherungssystem prägt. Gleichzeitig deckt die SPV aber nur 71 Prozent der entstehenden Pflegekosten ab. Gemeinsam finanzieren beide Zweige der Pflegeversicherung, also SPV und PPV, 74,1 Prozent der hier betrachteten Ausgaben. Damit zeigt sich der Teilversicherungscharakter der Pflegeversicherung sehr deutlich.

Weitgehend unberücksichtigt durch die Pflegeversicherung bleiben die Opportunitätskosten der familialen Pflege. Zudem sind die Ausgaben für Verpflegung und Unterkunft im stationären Bereich, die im Juli 2022 durchschnittlich 814 Euro pro Person betrugen, und die Investitionskosten von rund 469 Euro (vdek, 2022a) nicht berücksichtigt. Dies kann damit begründet werden, dass Warmmiete und Lebenshaltungskosten auch von nicht pflegebedürftigen Personen bestritten werden müssen. Die Ausgaben für diese Posten übersteigen allerdings zusammen die durchschnittlichen Ausgaben eines Einpersonenhaushalts für Wohnen, Energie und Wohnungsinstandhaltung (704 Euro) plus Nahrungsmittel, Getränke und Tabakwaren (234 Euro) (Statistisches Bundesamt, 2022e, S. 28). Die Kosten für Verpflegung, Unterkunft und Investition sind für viele Pflegebedürftige im Pflegeheim somit zumindest in Teilen auch pflegebedingt, weil sie wegen ihrer Pflegebedürftigkeit gezwungen sind, bei geringerer Wohnfläche teurer zu wohnen. Die hier angegebenen Werte unterschätzen die privaten Kosten somit und sind als Untergrenze anzusehen.

Kapitel 3

Pflegerisiko und Pflegedauer

3 Pflegerisiko und Pflegedauer

Die Zahl der Pflegebedürftigen steigt stetig weiter an. Inwieweit dies zu einer Belastung des Versorgungssystems wird, hängt auch davon ab, wie lange die Pflegebedürftigen welche Pflegegrade und damit einen entsprechenden Versorgungsbedarf haben. Für die Versorgungsplanung ist es sowohl für die Pflegebedürftigen als auch für die Angehörigen, die Pflegekassen und die Politik wichtig, zu wissen, welche Versorgungsverläufe unter welchen Bedingungen zu erwarten sind. Viele Studien haben schon gezeigt, dass das Alter, das Geschlecht wie auch eine Vielzahl an Erkrankungen Determinanten für den Eintritt und den Verlauf von Pflegebedürftigkeit sind. Mit der Umstellung von Pflegestufen auf Pflegegrade haben sich aber die Rahmenbedingungen grundlegend gewandelt. Ziel dieses Kapitels ist daher die Darstellung der Zusammenhänge, wie sie aktuell gegeben sind. Die BARMER-Daten bilden dafür die Datengrundlage.

3.1 Einleitung und bisherige Befunde

Die Wahrscheinlichkeit eines Pflegeeintritts steigt mit zunehmendem Alter immer weiter an. Ab einem Alter von 80 Jahren liegt die Wahrscheinlichkeit von bisher nicht pflegebedürftigen Personen bei über zehn Prozent. Auch in absoluten Zahlen gibt es in der Altersgruppe der 80- bis 89-Jährigen die meisten Eintritte in die Pflegebedürftigkeit. Dabei ist die altersspezifische Wahrscheinlichkeit für Frauen in der Regel höher als für Männer (Rothgang & Müller, 2023, S. 68).

Die Anzahl der Eintritte in die Pflegebedürftigkeit ist bei Vorliegen von Erkrankungen wie beispielsweise Lähmungen, Parkinson, Krebs, Multipler Sklerose, Schlaganfall oder hüftgelenksnaher Frakturen erhöht (Rothgang et al., 2014, S. 206). Als pflegebegründende Diagnosen wurden vom Medizinischen Dienst vor der Einführung der Pflegegrade vornehmlich Diagnosen aus den Hauptgruppen „Psychische und Verhaltensstörungen", „Krankheiten des Muskel-Skelett-Systems und des Bindegewebes" sowie „Symptome und abnorme klinische und Laborbefunde, die andernorts nicht klassifiziert sind" benannt. Bei Erstantragstellern mit höheren Pflegestufen waren Neubildungen oder Krankheiten des Kreislaufsystems sehr häufig die pflegebegründenden Diagnosen (MDS, 2013). In einer aktuellen Studie mit den Begutachtungsdaten aus Bayern wurden die häufigsten pflegebegründenden Diagnosen detaillierter ausgegeben. Die häufigste Diagnose war die Störung des Ganges und der Mobilität. Weitere häufige Diagnosen waren Demenz, Senilität, Herzinsuffizienz, Polyarthrose, Hirninfarkt, chronische obstruktive Lungenkrankheit (COPD), Parkinson, kognitive sowie motorische Funktionseinschränkung. Bei den Zweitdiagnosen wurden zudem Harninkontinenz, Diabetes mellitus, Schwindel sowie psychische Störungen aufgrund einer Schädigung oder Funktionsstörung des Gehirns oder einer körperlichen Krankheit genannt (Schütz et al., 2024, S. 373 f.). Eine Untersuchung der Begutachtungen in Berlin und Brandenburg ergab vornehmlich Demenz, Polyarthrose, Herzinsuffizienz, Hirninfarkt und COPD als pflegebegründende Diagnosen. Die Häufigkeit unterscheidet sich je nach Geschlecht und mündet in unterschiedlichen Anteilen in die verschiedenen Pflegegrade. So werden bei Lungenkrebs als pflegebegründender Diagnose im Durchschnitt höhere Einstufungen vorgenommen als bei Parkinson. Beim Hirninfarkt wird sehr häufig auch keine Einstufungsempfehlung ausgesprochen (16 Prozent), während sie bei Vorliegen einer Demenz zu 97,5 Prozent erfolgt (GKV-SV, 2023a, S. 58 ff.).

Die Relevanz von Erkrankungen in Bezug auf Pflegebedürftigkeit zeigt sich auch im Vergleich der Erkrankungshäufigkeiten bei Pflegebedürftigen und Nicht-Pflegebedürftigen. Je nach Altersgruppe treten dabei unterschiedliche Erkrankungen in den Vordergrund. Bei jungen Pflegebedürftigen im Kindesalter sind Entwicklungsstörungen sehr häufig (mehr als zehn Prozent) und mindestens zehnmal häufiger als bei Nicht-Pflegebedürftigen gleichen Alters. Gleiches trifft auf Epilepsie, Lähmungen und das Downsyndrom zu. Im höheren Alter sind vor allem die Alzheimer-Krankheit verbunden mit der Demenz, Dekubitus und Inkontinenz in diesem Sinne relevant (Rothgang et al., 2012, S. 163). Besonders große Unterschiede in den Pflegeprävalenzen finden van den Bussche et al. (2013, S. 4) bei Vorliegen von Demenz, Parkinson, Harninkontinenz, Schlaganfall oder Herzinsuffizienz.

Mit den zugrundeliegenden Erkrankungen ist aber nicht nur die Wahrscheinlichkeit eines Pflegeeintritts verbunden, sondern auch die Wahrscheinlichkeit, welche Versorgungsart gewählt wird. Pflegebedürftige mit Demenz oder Inkontinenz werden häufiger im Pflegeheim als zu Hause versorgt. Pflegebedürftige mit Krebsdiagnosen werden hingegen häufiger in der eigenen Häuslichkeit versorgt (Rothgang & Müller, 2019, S. 136 f.).

Wie sich das Pflegerisiko aktuell darstellt, wird auf Grundlage der BARMER-Daten in Kapitel 3.2 dargestellt. Untersucht werden dabei die Pflegeeintritte differenziert nach Alter, Geschlecht und Erkrankungen, die in vorigen Studien mit der Pflegebedürftigkeit in Zusammenhang gebracht wurden. Dabei werden sowohl die ersten Versorgungsarten als auch die ersten Pflegegrade als Zielgröße analysiert.

Die genannten Determinanten haben nicht nur Effekte auf die Pflegeinzidenz und Pflegeprävalenz, sondern auch auf die Verweildauer in Pflegebedürftigkeit, die Pflegegradentwicklung und die Inanspruchnahme von Pflegeleistungen. Regelmäßige Erfassungen der Zahl der Pflegebedürftigen zeigen zwar einen langfristigen Trend auf, wie sich Pflegebedürftige über Pflegegrade und in Anspruch genommene Leistungsarten verteilen. Welche Bedeutung dies aber für die einzelnen Pflegebedürftigen und die Angehörigen hat, lässt sich damit nicht ermitteln. Für diese stellen sich eher die Fragen, wie lange die Pflegebedürftigkeit andauern wird, wie lange die Versorgung im eigenen Zuhause stattfinden kann oder mit welcher Dauer eines Heimaufenthalts zu rechnen ist.

Wie lange Pflegebedürftigkeit andauert, wird nicht durch die amtliche Statistik erfasst und auch in den Pflegeberichten der Bundesregierung ist die Dauer der Pflegebedürftigkeit nicht erwähnt. Verschiedene Studien auf Grundlage von Routinedaten der Krankenkassen (Rothgang et al., 2015, S. 141 ff.; 2016, S. 162 ff.; Rothgang & Müller, 2021, S. 88 ff.; 2023, S. 78 ff.) oder auf Grundlage von Befragungsdaten (Gräßel, 1998; Schäufele et al., 2005; Schneekloth & von Törne, 2007, S. 131 f.; Schwinger & Zok, 2024, S. 3) liefern Ergebnisse, die sich zumeist auf die Zeit vor Einführung des neuen Pflegebedürftigkeitsbegriffs und der damit verbundenen Umstellung von Pflegestufen auf Pflegegrade beziehen. Mit dieser Umstellung verändert sich die Struktur der potenziell leistungsberechtigten Personen. Gleichzeitig ist auch die Anzahl der Pflegebedürftigen überproportional gestiegen. Dies liegt vor allem daran, dass der neue Pflegebedürftigkeitsbegriff weiter gefasst ist als der alte und Menschen schon mit geringeren Einschränkungen als pflegebedürftig gelten. Dementsprechend ist auch eine längere durchschnittliche Pflegebedürftigkeit im Sinne des SGB XI zu erwarten.

Dauern werden auf verschiedene Weise erfasst.

In den bisher vorliegenden Studien sind verschiedene Verfahren angewandt worden, um die Dauer der Pflege- und Hilfsbedürftigkeit zu erfassen. Diese kommen aufgrund der jeweils gewählten Abgrenzung des betrachteten Personenkreises und der Methodik zur Erfassung von Dauern zu unterschiedlichen Ergebnissen. In vielen Studien ist die Gesamtheit der Pflege- und Hilfebedürftigkeit ohne eine Einschränkung auf die Pflegebedürftigkeit im Sinne des SGB XI erfasst (Gräßel, 1998; Schäufele et al., 2005; Schneekloth & von Törne, 2007, S. 131 f.). Dies führt zu einer Überschätzung der Dauer der Pflegebedürftigkeit im Sinne des SGB XI. In einigen Studien wurde nur die Länge des Heimaufenthalts (Caritas Deutschland, 2024; Schneekloth & von Törne, 2007, S. 131 f.) und in anderen Studien nur die Dauer der Pflegebedürftigkeit in der eigenen Häuslichkeit berücksichtigt (Gräßel, 1998; Schäufele et al., 2005; Schwinger & Zok, 2024, S. 3). Teilweise wurde zu einem Stichtag erfasst, wie lange die Pflege- oder Hilfebedürftigkeit schon in der gegebenen Umgebung andauerte – also die Dauer im Pflegeheim oder die Pflege- und Hilfebedürftigkeit zu Hause (Gräßel, 1998; Schäufele et al., 2005; Schneekloth & von Törne, 2007, S. 131 f.; Schwinger & Zok, 2024, S. 3). Bei dieser Stichtagsmethode werden auf der einen Seite diejenigen, die nur sehr kurze Zeit pflegebedürftig sind, systematisch untererfasst, was zu einer Überschätzung der Dauern führt. Auf der anderen Seite fehlen die nach dem Stichtag in Pflege verbrachten Zeiten, was zu einer Unterschätzung der tatsächlichen Verweildauern in Pflegebedürftigkeit führt. Eine weitere Methode ist die retrospektive Erfassung der Verweildauern der Verstorbenen (Rothgang et al., 2015, S. 140 f.; Rothgang & Müller, 2021, S. 88 f.; 2023, S. 78 f.; Schneekloth & von Törne, 2007, S. 132 f.). Für die Verstorbenen wird die Zeit erfasst, in der sie pflegebedürftig waren. Damit werden zwar individuell valide Verweildauern gemessen – allerdings für Personen aus unterschiedlichen Eintrittskohorten. Gibt es einen Trend, so unterscheiden sich diese Werte von den Werten einer Eintrittskohorte. Wenn bei der retrospektiven Methode nur die Daten der einzelnen Pflegeheime genutzt werden (beispielsweise Schneekloth & von Törne, 2007, S. 132 f.), bleiben eventuelle Wechsel zwischen Pflegeheimen in der Berechnung der Verweildauer in Pflegeheimen ebenso unberücksichtigt wie in häuslicher Pflege verbrachte Zeiten. Für eine Pflegeplanung ist daher eine prospektive Beurteilung der Verweildauern sinnvoller. Auch für eine prospektive Schätzung der Gesamtverweildauer muss aber auf die Entwicklungen der Verweildauern bisheriger Kohorten zurückgegriffen werden (Rothgang et al., 2015, S. 141 ff.; Rothgang & Müller, 2021, S. 95 f.). Dabei werden die monatlichen Überlebenswahrscheinlichkeiten in Pflegebedürftigkeit für alle Altersgruppen im Referenzjahr ermittelt und dann zu einem Verlauf verknüpft. Der Querschnitt wird so in einen Längsschnitt gekippt (zur Sterbetafelmethode siehe Statistisches Bundesamt, 2024e). Ausgehend von Pflegeeintrittsjahrgängen werden so die beobachtbaren Verweildauern ermittelt (Rothgang et al., 2016, S. 162 ff.; Rothgang & Müller, 2021, S. 89 ff.; 2023, S. 80 ff.). Mit der prospektiven Schätzung ergaben sich schon für die Untersuchungsjahre 2011 bis 2013 längere Pflegedauern als mit der Erfassung der Pflegedauern von Verstorbenen (Rothgang et al., 2015, S. 144 f.). Aufgrund der Umstellung von Pflegestufen auf Pflegegrade und des daraus folgenden Trends zu längerer Verweildauer ist damit zu rechnen, dass diese Unterschiede für die aktuellen Jahre seit 2017 noch weitaus größer ausfallen. Wie sich die Verweildauern aktuell mit den verschiedenen Erfassungsmethoden darstellen, wird in Kapitel 3.3 untersucht.

Eine Projektion der gesamten zukünftigen Verweildauer differenziert nach verschiedenen Versorgungsarten oder den verschiedenen Pflegegraden ist mit einer Vielzahl von Annahmen verbunden, die zu einem Ergebnis führen würde, das durch erhebliche Unsicherheit gekennzeichnet ist. Um dennoch einen prospektiven Blick auf die Verteilung nach Pflegegraden oder Versorgungsarten zu geben, werden in Kapitel 3.4 die Zeiten der Pflegebedürftigkeit nach Versorgungsart und nach Pflegegrad für 49 Monate seit Pflegebeginn in den Jahren 2017 bis 2019 mit realen Daten verglichen. Zudem werden die Determinanten dieser Zeiten der Pflegebedürftigkeit analysiert.

Verbunden mit der Frage nach der Dauer der Pflegebedürftigkeit ist stets auch die Frage nach den Leistungsausgaben, die sich daraus ergeben. In Kapitel 3.5 werden einerseits die Pflegeversicherungsleistungen von Verstorbenen und andererseits die Pflegeversicherungsleistungen für projizierte Pflegeverläufe kalkuliert. Es wird somit ein Vergleich der Pflegeversicherungsleistungen von im Jahr 2023 verstorbenen Pflegebedürftigen mit im Jahr 2023 inzident Pflegebedürftigen vorgenommen. Kapitel 3.6 stellt abschließend die wichtigsten Ergebnisse zusammen.

3.2 Pflegerisiko

Das Pflegerisiko lässt sich einerseits darstellen als Wahrscheinlichkeit, unter gegebenen Bedingungen pflegebedürftig zu werden (Inzidenz), und andererseits als Wahrscheinlichkeit, pflegebedürftig zu sein (Prävalenz). Dabei kann die Pflegebedürftigkeit nach Pflegegraden (Tabelle 3.1: Inzidenzen, Tabelle 3.2: Prävalenzen) und nach Versorgungsarten (Tabelle 3.3: Inzidenzen, Tabelle 3.4: Prävalenzen) unterschieden werden.

Insgesamt werden von allen nicht pflegebedürftigen Menschen in Deutschland innerhalb eines Monats 0,11 Prozent pflegebedürftig (Tabelle 3.1), und 5,0 Prozent sind im Durchschnitt der Jahre 2017 bis 2023 pflegebedürftig (Tabelle 3.2). Während die Anteile der Pflegeinzidenzen mit Pflegegrad 1 noch etwa dreimal so hoch sind wie die Pflegeinzidenzen mit Pflegegrad 4, zeigen sich bei den Pflegeprävalenzen fast gleich große Anteile mit Pflegegrad 1 und Pflegegrad 4. Dies resultiert daraus, dass die Pflegegrade im Pflegeverlauf tendenziell steigen (Rothgang & Müller, 2023, S. 73).

Tabelle 3.1: Monatliche Pflegeinzidenz in Prozent je Alter, Geschlecht, Jahr und Erkrankung nach Pflegegraden

	pflegebedürftig	PG 1	PG 2	PG 3	PG 4	PG 5
gesamt	0,11	0,03	0,05	0,02	0,01	0,00
Alter 0–14	0,03	0,00	0,02	0,01	0,00	0,00
Alter 15–59	0,02	0,01	0,01	0,00	0,00	0,00
Alter 60–74	0,13	0,04	0,06	0,02	0,01	0,00
Alter 75–84	0,60	0,18	0,28	0,10	0,03	0,01
Alter 85+	1,92	0,54	0,94	0,33	0,09	0,03
Männer	0,10	0,02	0,05	0,02	0,01	0,00
Frauen	0,12	0,04	0,06	0,02	0,01	0,00
2017	0,11	0,03	0,05	0,02	0,01	0,00
2018	0,10	0,03	0,05	0,02	0,01	0,00
2019	0,10	0,03	0,05	0,02	0,01	0,00
2020	0,11	0,03	0,05	0,02	0,01	0,00
2021	0,11	0,03	0,05	0,02	0,01	0,00
2022	0,12	0,04	0,05	0,02	0,01	0,00
2023	0,13	0,04	0,06	0,02	0,01	0,00
Dekubitus	2,32	0,41	0,98	0,52	0,27	0,13
Immobilität	2,46	0,46	1,13	0,55	0,23	0,09
Sturzneigung	0,95	0,26	0,44	0,17	0,06	0,02
Diabetes	0,47	0,14	0,22	0,08	0,02	0,01
Stuhlinkontinenz	3,85	0,44	1,42	1,02	0,64	0,34

	pflegebedürftig	PG 1	PG 2	PG 3	PG 4	PG 5
Harninkontinenz	1,28	0,27	0,56	0,28	0,12	0,05
Gebrechlichkeit	1,17	0,32	0,56	0,21	0,06	0,02
Lähmungen	1,88	0,36	0,77	0,41	0,21	0,13
Atherosklerose	0,67	0,19	0,32	0,11	0,04	0,01
Dehydration	4,64	0,64	1,99	1,20	0,61	0,22
Mangelernährung	4,82	0,60	1,95	1,29	0,72	0,26
Harnwegsinfekt	0,73	0,15	0,32	0,16	0,07	0,03
Parkinson	2,04	0,45	1,02	0,46	0,10	0,03
Demenz	4,00	0,67	1,76	1,14	0,33	0,09
Depression	0,30	0,09	0,14	0,05	0,02	0,01
Schizophrenie	0,49	0,16	0,21	0,09	0,02	0,01
Epilepsie	0,61	0,13	0,24	0,13	0,06	0,04
Multiple Sklerose	0,30	0,12	0,14	0,03	0,01	0,00
Krebs	0,67	0,15	0,29	0,14	0,07	0,02
Herzinfarkt	0,80	0,20	0,38	0,15	0,05	0,02
Hirnblutung	2,38	0,31	0,86	0,58	0,35	0,28
Hirninfarkt	1,70	0,34	0,73	0,38	0,16	0,09
Beckenbruch	1,83	0,48	0,90	0,32	0,09	0,03
Femurfraktur	3,02	0,69	1,49	0,58	0,20	0,06
Asthma	0,16	0,05	0,07	0,02	0,01	0,00
COPD	0,57	0,17	0,27	0,09	0,03	0,01
Herzinsuffizienz	1,25	0,32	0,60	0,23	0,08	0,03
Hypertonie	0,35	0,10	0,16	0,06	0,02	0,01
Infektion	0,26	0,06	0,12	0,06	0,02	0,01
Suchterkrankung	0,28	0,08	0,12	0,05	0,02	0,01
starke Seh- oder Hörbehinderung	0,34	0,11	0,16	0,05	0,01	0,00
verzögerte Rekonvaleszenz	2,48	0,40	1,33	0,52	0,18	0,06
Intelligenzminderung	0,63	0,21	0,28	0,11	0,02	0,01
Entwicklungsstörung	0,43	0,06	0,21	0,15	0,02	0,00
sonstige Krankheiten des Gehirns	1,01	0,18	0,38	0,23	0,13	0,08
Downsyndrom	2,88	0,19	1,07	1,22	0,38	0,01

Quelle: BARMER-Daten 2016–2023, hochgerechnet auf die Bevölkerung Deutschlands; Selektion: mindestens ein Jahr bei der BARMER versichert

Tabelle 3.2: Monatliche Pflegeprävalenz in Prozent je Alter, Geschlecht, Jahr und Erkrankung nach Pflegegraden

	pflegebedürftig	PG 1	PG 2	PG 3	PG 4	PG 5
gesamt	5,03	0,62	2,03	1,39	0,68	0,31
Alter 0–14	1,76	0,13	0,66	0,65	0,24	0,09
Alter 15–59	1,46	0,16	0,57	0,39	0,21	0,13
Alter 60–74	4,86	0,72	2,09	1,28	0,53	0,24
Alter 75–84	18,13	2,66	7,55	4,75	2,21	0,95
Alter 85+	53,20	5,25	20,61	15,47	8,43	3,45
Männer	4,17	0,45	1,65	1,23	0,59	0,25
Frauen	5,86	0,78	2,40	1,55	0,77	0,36
2017	3,81	0,18	1,65	1,06	0,61	0,31
2018	4,24	0,38	1,76	1,17	0,63	0,30
2019	4,63	0,53	1,87	1,27	0,65	0,30
2020	5,00	0,63	2,00	1,38	0,68	0,31
2021	5,42	0,75	2,15	1,50	0,71	0,31
2022	5,82	0,86	2,31	1,62	0,72	0,31
2023	6,22	0,96	2,45	1,75	0,75	0,31
Dekubitus	53,01	3,15	14,95	15,49	11,63	7,79
Immobilität	57,42	3,51	17,60	17,86	11,78	6,68
Sturzneigung	30,08	3,28	11,66	8,68	4,53	1,93
Diabetes	17,32	2,26	7,30	4,78	2,16	0,81
Stuhlinkontinenz	66,62	2,49	13,73	18,93	18,49	12,99
Harninkontinenz	45,91	2,97	13,83	14,07	9,84	5,20
Gebrechlichkeit	37,09	3,84	14,46	10,78	5,68	2,33
Lähmungen	58,88	2,96	16,89	17,66	12,22	9,14
Atherosklerose	20,04	2,72	8,80	5,53	2,25	0,74
Dehydration	51,81	2,63	13,70	15,87	12,70	6,91
Mangelernährung	52,60	3,28	16,12	16,10	10,80	6,30
Harnwegsinfekt	18,24	1,60	6,16	5,33	3,40	1,74
Parkinson	60,11	3,23	17,16	19,20	13,35	7,19
Demenz	75,31	2,91	16,74	24,67	20,41	10,58
Depression	12,90	1,58	5,12	3,68	1,82	0,71
Schizophrenie	29,23	3,40	10,93	7,89	4,82	2,20

	pflegebedürftig	PG 1	PG 2	PG 3	PG 4	PG 5
Epilepsie	34,71	1,99	9,37	9,32	7,46	6,57
Multiple Sklerose	24,56	2,08	8,09	7,74	4,18	2,47
Krebs	16,83	2,21	7,31	4,70	1,96	0,65
Herzinfarkt	19,16	2,34	8,28	5,43	2,32	0,80
Hirnblutung	49,46	2,66	13,93	14,55	10,89	7,42
Hirninfarkt	39,69	3,17	13,61	12,14	7,19	3,59
Beckenbruch	37,74	4,31	15,65	11,07	5,09	1,62
Femurfraktur	55,42	4,18	18,61	17,01	11,03	4,59
Asthma	6,15	0,99	2,85	1,59	0,54	0,18
COPD	18,82	2,60	8,45	5,18	1,97	0,62
Herzinsuffizienz	33,48	3,65	13,70	9,84	4,66	1,64
Hypertonie	13,00	1,70	5,44	3,55	1,65	0,65
Infektion	7,66	0,77	2,87	2,23	1,21	0,57
Suchterkrankung	9,42	1,40	4,02	2,59	1,07	0,34
starke Seh- oder Hörbehinderung	12,68	1,78	5,57	3,42	1,41	0,50
verzögerte Rekonvaleszenz	24,45	2,18	10,50	7,78	3,18	0,81
Intelligenzminderung	66,34	2,98	21,32	19,28	13,67	9,08
Entwicklungsstörung	34,63	1,21	9,81	12,10	7,14	4,37
sonstige Krankheiten des Gehirns	31,95	2,25	9,78	8,75	6,03	5,14
Downsyndrom	92,03	0,71	19,83	37,63	28,34	5,52

Quelle: BARMER-Daten 2016–2023, hochgerechnet auf die Bevölkerung Deutschlands; Selektion: mindestens ein Jahr bei der BARMER versichert

Während in jüngeren Jahren die Eintritte in die Pflegebedürftigkeit mit 0,03 Prozent (0 bis 14 Jahre) beziehungsweise 0,02 Prozent (15 bis 59 Jahre) noch ziemlich selten sind, wird im Alter ab 85 Jahren fast jede fünfzigste (1,92 Prozent) noch nicht pflegebedürftige Person innerhalb eines Monats pflegebedürftig (Tabelle 3.1). Entsprechend zeigen sich in jüngeren Jahren mit 1,76 Prozent (0 bis 14 Jahre) und 1,46 Prozent (15 bis 59 Jahre) auch deutlich geringere Prävalenzen als in höherem Alter. Im Alter ab 85 Jahren ist schon mehr als jede zweite Person (53,20 Prozent) pflegebedürftig (Tabelle 3.2). Frauen haben in der Summe sowohl eine höhere Pflegeinzidenz als auch eine höhere Pflegeprävalenz, was aber auch durch die höhere Lebenserwartung begründet ist. Über die Jahre ist sowohl ein Anstieg in der Inzidenz von 0,11 Prozent auf 0,13 Prozent als auch in der Prävalenz von 3,81 Prozent auf 6,22 Prozent zu beobachten. Dabei bleibt die Prävalenz mit Pflegegrad 5 sehr konstant, während die Prävalenzen mit geringeren Pflegegraden deutlich ansteigen. Über die gesamte Population betrachtet gibt es auch kaum Pflegeeintritte mit der Versorgung in Behinderteneinrichtungen oder in vollstationärer Dauerpflege (Tabelle 3.3). Nur im höheren Alter kommen Pflegeinzidenzen in vollstationäre Dauerpflege im merklichen Ausmaß (0,08 Prozent) vor. Pflegeeintritte finden in aller Regel im Pflegegeldbezug, im Sachleistungsbezug oder ohne Pflegehauptleistungen statt. Dabei steigen die Inzidenzen mit Pflegegeldbezug (von 0,04 Prozent auf 0,06 Prozent) und ohne Pflegehauptleistungen (von 0,03 Prozent auf 0,04 Prozent) von 2017 bis 2023 an. Auch die Prävalenzen sind in der stationären Versorgung geringer als in der ambulanten Versorgung. Im Zeitraum von 2017 bis 2023 stagnieren sie (0,18 Prozent bis 0,20 Prozent in Behinderteneinrichtungen und 0,87 Prozent bis 0,90 Prozent in der vollstationären Dauerpflege). In der Prävalenz von Pflegebedürftigen mit Sachleistungsbezug gab es nur einen leichten Anstieg von 0,89 Prozent auf 1,08 Prozent. Deutliche Steigerungen gab es hingegen in der Prävalenz von Pflegebedürftigen mit Pflegegeldbezug von 1,70 Prozent auf 3,09 Prozent und ohne Hauptleistungen von 0,18 Prozent auf 0,95 Prozent (Tabelle 3.4).

Zu den Unterschieden in den Inzidenzen und Prävalenzen, die sich durch das Alter, das Geschlecht und über die Zeit ergeben, sind auch die unterschiedlichen Inzidenzen und Prävalenzen bei Vorliegen verschiedenster Erkrankungen untersucht worden, die in anderen Studien schon mit der Pflegebedürftigkeit in Zusammenhang gebracht wurden. Diese umfassen sowohl chronische und sonstige Erkrankungen, die typischerweise erst im höheren Alter auftreten, als auch angeborene Störungen oder im mittleren Alter häufiger vorkommende Erkrankungen. Die Erkrankungen, bei denen die Wahrscheinlichkeit eines Pflegeeintritts am wahrscheinlichsten ist, sind Mangelernährung (4,82 Prozent), Dehydration (4,64 Prozent), Demenz (4,00 Prozent), Stuhlinkontinenz (3,85 Prozent) und die Femurfraktur (3,02 Prozent). Aber auch bei Vorliegen aller anderen Erkrankungen zeigen sich höhere Inzidenzen (0,16 Prozent bei Asthma bis 2,88 Prozent beim Downsyndrom) als in der Gesamtpopulation (0,11 Prozent) (Tabelle 3.1). Mit Blick auf die Prävalenzen zeigt sich, dass mehr als 90 Prozent der Menschen mit Downsyndrom, mehr als 60 Prozent mit Demenz, Stuhlinkontinenz, Parkinson oder Intelligenzminderung sowie mehr als 50 Prozent der Menschen mit Dekubitus, Immobilität, Lähmungen, Dehydration, Mangelernährung oder Femurfraktur pflegebedürftig sind. Insgesamt ist bei Vorliegen jeder der berücksichtigten Erkrankungen die Pflegeprävalenz höher als in der Gesamtbevölkerung (Tabelle 3.2).

Tabelle 3.3: Monatliche Pflegeinzidenz in Prozent je Alter, Geschlecht, Jahr und Erkrankung nach Versorgungsarten

	pflege-bedürftig	ohne Haupt-pflegeleistung	Pflegegeld	Pflege-sachleistung	Behinderten-einrichtung	vollstationäre Dauerpflege
gesamt	0,11	0,03	0,05	0,03	0,00	0,00
Alter 0–14	0,03	0,00	0,03	0,00	0,00	0,00
Alter 15–59	0,02	0,01	0,01	0,00	0,00	0,00
Alter 60–74	0,13	0,04	0,06	0,03	0,00	0,00
Alter 75–84	0,60	0,18	0,24	0,15	0,00	0,02
Alter 85+	1,92	0,53	0,71	0,60	0,00	0,08
Männer	0,10	0,02	0,05	0,02	0,00	0,00
Frauen	0,12	0,04	0,05	0,03	0,00	0,00
2017	0,11	0,03	0,04	0,03	0,00	0,00
2018	0,10	0,03	0,04	0,03	0,00	0,00
2019	0,10	0,03	0,04	0,03	0,00	0,00
2020	0,11	0,03	0,05	0,03	0,00	0,00
2021	0,11	0,03	0,05	0,03	0,00	0,00
2022	0,12	0,04	0,05	0,03	0,00	0,00
2023	0,13	0,04	0,06	0,03	0,00	0,00
Dekubitus	2,32	0,40	0,69	1,04	0,00	0,18
Immobilität	2,46	0,46	0,80	1,02	0,00	0,17
Sturzneigung	0,95	0,26	0,36	0,29	0,00	0,04
Diabetes	0,47	0,14	0,20	0,12	0,00	0,01
Stuhlinkontinenz	3,85	0,43	1,01	1,96	0,01	0,44
Harninkontinenz	1,28	0,27	0,44	0,48	0,00	0,09
Gebrechlichkeit	1,17	0,32	0,45	0,36	0,00	0,05
Lähmungen	1,88	0,35	0,72	0,66	0,01	0,14
Atherosklerose	0,67	0,19	0,28	0,18	0,00	0,02
Dehydration	4,64	0,63	1,37	2,27	0,00	0,38
Mangelernährung	4,82	0,59	1,65	2,23	0,00	0,34

	pflege-bedürftig	ohne Haupt-pflegeleistung	Pflegegeld	Pflege-sachleistung	Behinderten-einrichtung	vollstationäre Dauerpflege
Harnwegsinfekt	0,73	0,14	0,24	0,30	0,00	0,05
Parkinson	2,04	0,44	1,05	0,49	0,00	0,06
Demenz	4,00	0,66	1,66	1,39	0,01	0,29
Depression	0,30	0,09	0,12	0,08	0,00	0,01
Schizophrenie	0,49	0,16	0,14	0,14	0,03	0,03
Epilepsie	0,61	0,13	0,24	0,19	0,01	0,04
Multiple Sklerose	0,30	0,12	0,15	0,04	0,00	0,00
Krebs	0,67	0,15	0,30	0,20	0,00	0,02
Herzinfarkt	0,80	0,20	0,32	0,25	0,00	0,03
Hirnblutung	2,38	0,30	0,83	0,98	0,00	0,26
Hirninfarkt	1,70	0,34	0,66	0,59	0,00	0,12
Beckenbruch	1,83	0,48	0,59	0,68	0,00	0,09
Femurfraktur	3,02	0,68	0,85	1,28	0,00	0,20
Asthma	0,16	0,05	0,07	0,03	0,00	0,00
COPD	0,57	0,17	0,24	0,14	0,00	0,01
Herzinsuffizienz	1,25	0,32	0,48	0,41	0,00	0,05
Hypertonie	0,35	0,10	0,14	0,09	0,00	0,01
Infektion	0,26	0,06	0,10	0,09	0,00	0,01
Suchterkrankung	0,28	0,08	0,11	0,08	0,00	0,01
starke Seh- oder Hörbehinderung	0,34	0,11	0,14	0,08	0,00	0,01
verzögerte Rekonvaleszenz	2,48	0,40	0,74	1,20	0,00	0,14
Intelligenzminderung	0,63	0,21	0,21	0,08	0,11	0,01
Entwicklungsstörung	0,43	0,06	0,36	0,01	0,01	0,00
sonstige Krankheiten des Gehirns	1,01	0,18	0,40	0,35	0,01	0,07
Downsyndrom	2,88	0,18	2,32	0,05	0,32	0,01

Quelle: BARMER-Daten 2016–2023, hochgerechnet auf die Bevölkerung Deutschlands;
Selektion: mindestens ein Jahr bei der BARMER versichert

Der Pflegeeintritt mit Pflegegrad 5 ist auch im höchsten Alter eher selten (Inzidenz: 0,03 Prozent) und mit Pflegegrad 1 (0,54 Prozent) und Pflegegrad 2 (0,94 Prozent) sehr viel wahrscheinlicher. Bei Vorliegen einiger Erkrankungen ist aber auch der Beginn mit

Pflegegrad 5 keine Seltenheit. So liegen die Inzidenzen mit Pflegegrad 5 bei Stuhlinkonti-nenz bei 0,34 Prozent, bei Hirnblutungen bei 0,28 Prozent und bei Mangelernährung bei 0,26 Prozent. In der Regel ist aber Pflegegrad 2 der häufigste Pflegegrad bei Pflegeein-tritt. Die Ausnahme bildet die Inzidenz mit Downsyndrom. Hierbei ist Pflegegrad 3 der häufigste erste Pflegegrad (Tabelle 3.1). Bei den meisten Erkrankungen ist auch die Prä-valenz mit Pflegegrad 2 am höchsten. Bei einigen Erkrankungen ist die Prävalenz mit Pflegegrad 3 und mit Pflegegrad 4 allerdings höher. Zu diesen Erkrankungen, die schon initial einen höheren Pflegebedarf verursachen, gehören die Stuhlinkontinenz, die De-menz und das Downsyndrom.

Tabelle 3.4: Monatliche Pflegeprävalenz in Prozent je Alter, Geschlecht, Jahr und Erkrankung nach Versorgungsarten

	pflege-bedürftig	ohne Haupt-pflegeleistung	Pflegegeld	Pflegesach-leistung	Behinderten-einrichtung	vollstationäre Dauerpflege
gesamt	5,03	0,61	2,35	0,99	0,19	0,89
Alter 0–14	1,76	0,13	1,58	0,01	0,03	0,01
Alter 15–59	1,46	0,16	0,82	0,14	0,27	0,07
Alter 60–74	4,86	0,71	2,51	0,84	0,15	0,65
Alter 75–84	18,13	2,63	8,17	4,02	0,03	3,27
Alter 85+	53,20	5,15	18,34	14,18	0,01	15,53
Männer	4,17	0,44	2,26	0,70	0,24	0,53
Frauen	5,86	0,77	2,44	1,26	0,14	1,24
2017	3,81	0,18	1,70	0,89	0,18	0,87
2018	4,24	0,37	1,88	0,92	0,18	0,89
2019	4,63	0,52	2,07	0,95	0,18	0,90
2020	5,00	0,63	2,30	0,99	0,19	0,90
2021	5,42	0,75	2,57	1,03	0,19	0,89
2022	5,82	0,86	2,84	1,05	0,20	0,89
2023	6,22	0,95	3,09	1,08	0,20	0,90
Dekubitus	53,01	3,09	16,22	15,77	0,73	17,19
Immobilität	57,42	3,44	19,38	16,48	0,63	17,48
Sturzneigung	30,08	3,23	12,09	7,40	0,33	7,03
Diabetes	17,32	2,24	7,86	3,97	0,16	3,09
Stuhlinkontinenz	66,62	2,43	18,53	17,09	2,92	25,64
Harninkontinenz	45,91	2,91	15,44	11,38	1,50	14,69

	pflege-bedürftig	ohne Haupt-pflegeleistung	Pflegegeld	Pflegesach-leistung	Behinderten-einrichtung	vollstationäre Dauerpflege
Gebrechlichkeit	37,09	3,78	14,13	9,59	0,05	9,54
Lähmungen	58,88	2,93	26,82	12,94	4,12	12,07
Atherosklerose	20,04	2,69	9,36	4,68	0,07	3,25
Dehydration	51,81	2,57	14,67	15,33	0,50	18,74
Mangelernährung	52,60	3,21	18,83	14,59	0,77	15,19
Harnwegsinfekt	18,24	1,58	6,80	4,93	0,28	4,65
Parkinson	60,11	3,17	24,70	14,35	0,31	17,57
Demenz	75,31	2,81	21,57	16,71	0,92	33,30
Depression	12,90	1,56	5,53	2,81	0,21	2,79
Schizophrenie	29,23	3,30	7,21	5,22	4,24	9,26
Epilepsie	34,71	1,95	14,56	5,67	4,94	7,58
Multiple Sklerose	24,56	2,07	13,80	5,38	0,15	3,16
Krebs	16,83	2,19	8,39	3,77	0,10	2,38
Herzinfarkt	19,16	2,31	9,18	4,54	0,07	3,07
Hirnblutung	49,46	2,62	20,74	12,58	0,62	12,90
Hirninfarkt	39,69	3,12	16,70	9,87	0,20	9,81
Beckenbruch	37,74	4,24	14,00	10,78	0,23	8,50
Femurfraktur	55,42	4,09	16,64	15,35	0,57	18,76
Asthma	6,15	0,98	3,30	1,16	0,12	0,59
COPD	18,82	2,57	9,17	4,19	0,17	2,71
Herzinsuffizienz	33,48	3,59	13,64	8,64	0,16	7,45
Hypertonie	13,00	1,68	5,62	2,98	0,15	2,58
Infektion	7,66	0,76	3,33	1,71	0,27	1,59
Suchterkrankung	9,42	1,38	3,98	1,88	0,28	1,91
starke Seh- oder Hörbehinderung	12,68	1,75	5,96	2,63	0,30	2,03
verzögerte Rekon-valeszenz	24,45	2,16	9,52	9,05	0,09	3,64
Intelligenzminderung	66,34	2,90	25,66	3,88	30,14	3,76
Entwicklungsstörung	34,62	1,19	25,97	0,72	6,28	0,46
sonstige Krankheiten des Gehirns	31,95	2,21	13,60	6,26	3,98	5,89
Downsyndrom	92,03	0,70	56,45	2,09	30,85	1,94

Quelle: BARMER-Daten 2016–2023, hochgerechnet auf die Bevölkerung Deutschlands;
Selektion: mindestens ein Jahr bei der BARMER versichert

Bei den Erkrankungen, die mit den höchsten Inzidenzen verbunden sind, beginnt die Pflege sehr häufig direkt in der vollstationären Dauerpflege (0,20 Prozent bei Femurfraktur bis 0,44 Prozent bei Stuhlinkontinenz). Diese Erkrankungen treten in der Regel erst im höheren Alter auf. Mit den angeborenen Störungen gab es hingegen erhöhte Inzidenzen in Behinderteneinrichtungen (0,32 Prozent mit Downsyndrom und 0,11 Prozent mit Intelligenzminderung) (Tabelle 3.3). Ein großer Teil dieser Inzidenzen resultiert dabei aus den Überleitungen auf Pflegegrade im Jahr 2017, wodurch vormals nicht als pflegebedürftig geltende Personen, die schon in den Behinderteneinrichtungen versorgt wurden, einen Pflegegrad erhielten.

Ebenso wie in der Gesamtheit der Pflegebedürftigen ist auch bei Vorliegen der meisten Erkrankungen das Pflegegeld die häufigste Leistungsart. Bei Intelligenzminderung und bei Pflegebedürftigen mit Downsyndrom ist aber auch die Versorgung in Behinderteneinrichtungen sehr häufig oder gar am häufigsten. Wenn ein Dekubitus vorliegt oder bei Stuhlinkontinenz, bei Dehydration, bei Demenz, bei Schizophrenie und bei Femurfraktur ist die vollstationäre Dauerpflege die häufigste Versorgungsform (Tabelle 3.4).

Um den unabhängigen statistischen Effekt der einzelnen Faktoren auf die Pflegewahrscheinlichkeit zu ermitteln, kann die Pflegeinzidenz sowie die Pflegeprävalenz, unter gleichzeitiger Berücksichtigung aller Faktoren, mittels eines Regressionsmodells analysiert werden (siehe Tabelle A 1 bis Tabelle A 4 im Anhang). Mit dem Regressionsmodell werden die bedingten Effekte der einzelnen Merkmale auf die Inzidenz und die Prävalenz berechnet und Scheinkorrelationen sichtbar. Dabei verschwinden die Geschlechterunterschiede zum Teil. Die Unterschiede zwischen Männern und Frauen bei Inzidenz und Prävalenz sind also teilweise durch die unterschiedliche Altersverteilung und durch die unterschiedlichen Erkrankungshäufigkeiten bedingt. Der Unterschied zwischen den Geschlechtern in der Pflegeprävalenz von 1,69 Prozentpunkten (5,86 Prozent – 4,17 Prozent, siehe Tabelle 3.2) verringert sich im Regressionsmodell auf 0,41 Prozentpunkte (Tabelle A 3). Die Altersverteilung und die berücksichtigten Erkrankungen erklären somit mehr als drei Viertel des Prävalenzunterschieds von Männern und Frauen. Die Wahrscheinlichkeit einer Pflegebedürftigkeit wird am stärksten durch das Downsyndrom, die Intelligenzminderung, die Demenz, Lähmungen, Entwicklungsstörungen und Parkinson gesteigert. Unabhängig von Alter, Geschlecht und den anderen berücksichtigten Erkran-

kungen steigern aber auch folgende Erkrankungen die Wahrscheinlichkeit der Pflegebedürftigkeit um mehr als fünf Prozentpunkte: Dekubitus, Immobilität, Sturzneigung,
Stuhlinkontinenz, Harninkontinenz, Dehydration, Mangelernährung, Schizophrenie, Epilepsie, Multiple Sklerose, Hirnblutungen, Beckenbruch, Femurfraktur und Herzinsuffizienz. Ein großer Teil der geringeren Pflegeprävalenz in den Altersgruppen bis unter
75 Jahre und der höheren Pflegeprävalenz in der Altersgruppe der über 85-Jährigen im
Vergleich zu den 75- bis 84-Jährigen ist durch die berücksichtigten Erkrankungen erklärt.
Dennoch bleiben weitere Alterseffekte bestehen. In der Altersgruppe der über 85-Jähri-
gen ist die Wahrscheinlichkeit der Pflegebedürftigkeit auch unabhängig von den berücksichtigten Erkrankungen um 24 Prozentpunkte höher als in der Altersgruppe der 75- bis
84-Jährigen. Aus dem berücksichtigten Erkrankungsspektrum lässt sich somit die Pflegebedürftigkeit nicht vollständig erklären.

3.3 Erfassung der Verweildauern mit den BARMER-Daten

Die Verweildauern in Pflegebedürftigkeit werden nachfolgend mit den drei eingangs er-
wähnten Methoden erfasst. Die erste Methode betrachtet die Verweildauer retrospektiv
für die Verstorbenen der jeweiligen Jahre (Kapitel 3.3.1). Die zweite Methode zeigt stich-
tagsbezogen die bisherige Dauer in Pflegebedürftigkeit auf (Kapitel 3.3.2) und die dritte
Methode schätzt die künftigen Verweildauern aktueller Pflegeeintrittskohorten mittels
der Sterbetafelmethode (Kapitel 3.3.3).

3.3.1 Pflegedauern von Verstorbenen

Die Erfassung der Dauern in Pflegebedürftigkeit von Verstorbenen bietet den potenziel-
len Vorteil, den gesamten Lebenslauf zu betrachten. Der Zugang zu solchen Informationen ist durch amtliche Statistiken nicht gegeben und auch mit Befragungsdaten nur sehr
eingeschränkt möglich. In Befragungen von vollstationären Alteneinrichtungen konnten
aber Verweildauern von zuletzt Verstorbenen ermittelt werden (Schneekloth & von Törne,
2007, S. 132 f.). Dabei zeigten sich für die in den Einrichtungen Verstorbenen für das Jahr
1994 durchschnittliche Verweildauern von 56,4 Monaten und für das Jahr 2005 durchschnittliche Dauern von 41,3 Monaten in den Einrichtungen. Betrachtet wurden hierbei
vollstationäre Alteneinrichtungen mit oder auch ohne Versorgungsvertrag nach SGB XI.
Die Erfassung der Zeiten vor 1994 spiegelt allerdings nicht die Zeiten von Pflegebedürf-

tigkeit im sozialrechtlichen Sinne wider. Über die Gesamtpflegedauern sind keine Befragungsstudien bekannt. Auf Grundlage von Routinedaten der Krankenkassen wurden jedoch schon Gesamtpflegedauern ermittelt (Rothgang et al., 2015, S. 141; Rothgang & Müller, 2021, S. 89; 2023, S. 79). Dabei wurde festgestellt, dass nicht nur der Anteil derjenigen mit einer Pflegedauer von über zwei Jahren kontinuierlich zunimmt, sondern auch der Anteil der Verstorbenen, die jemals im Leben pflegebedürftig gewesen sind. Im Jahr 2010 waren etwa 53 Prozent der verstorbenen Männer und 73 Prozent der verstorbenen Frauen zuvor pflegebedürftig (Rothgang et al., 2015, S. 141). Im Jahr 2022 waren es schon 62 Prozent der Männer und 88 Prozent der Frauen (Rothgang & Müller, 2023, S. 79). Dieser Anstieg der Zahl der zuvor Pflegebedürftigen vollzog sich in besonderem Maße in den Jahren seit 2017 – also nach der Umstellung auf die Pflegegrade.

In Abbildung 3.1 sind die Anteile Verstorbener nach der Pflegedauer dargestellt. Um keine zu große Verzerrung durch eine Selektion der Versicherten zu verursachen, wurden nur Verstorbene berücksichtigt, die eine bisherige Versichertenzeit von mindestens fünf Jahren hatten oder jünger als fünf Jahre waren. Eine Berücksichtigung kürzerer Versichertenzeiten würde zu einer deutlicheren Unterschätzung längerer Pflegedauern führen (Linkszensierung) und eine Berücksichtigung längerer Versichertenzeiten würde zu einer größeren Verzerrung der Versichertenpopulation führen, weil Kassenwechsler sich von kassentreuen Versicherten strukturell unterscheiden.

Es zeigt sich insgesamt ein kontinuierlicher Anstieg im Anteil der Verstorbenen, die jemals pflegebedürftig gewesen sind. Im Jahr 2016 waren es noch 68,1 Prozent und im Jahr 2023 schon 78,0 Prozent. Einen kurzen Einbruch in diesem Trend gab es im zweiten Coronajahr, 2021. Der Anteil der Verstorbenen, die nur bis zu einem Jahr pflegebedürftig waren, verringerte sich nach der Einführung der Pflegegrade im Jahr 2017. Deutlich zeigt sich andererseits, dass drei Jahre nach 2017 der Anteil derer mit einer Pflegedauer von drei bis vier Jahren sprunghaft gestiegen ist und fünf Jahre nach 2017 der Anteil derer mit einer Pflegedauer von fünf bis sieben Jahren. Die durch die Reform neu hinzugekommenen Pflegebedürftigen haben damit augenscheinlich die Verweildauern in der Pflege deutlich verlängert.

Abbildung 3.1: Anteile Verstorbener nach Pflegedauern in den Monaten vor Eintritt des Todes in den Jahren 2016 bis 2023 in Prozent

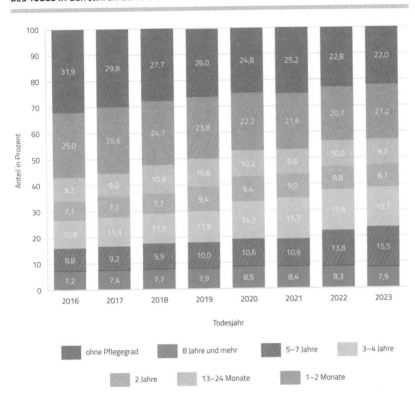

Quelle: BARMER-Daten 2016–2023, hochgerechnet auf die Verstorbenen der Bundesrepublik Deutschland; Statistisches Bundesamt (2024c, 2024d)

Die durchschnittliche erfassbare Zeit, die Verstorbene in Pflegebedürftigkeit verbracht haben, zeigt Abbildung 3.2. Für diejenigen, die jemals pflegebedürftig geworden sind, ist die Zeit in Pflegebedürftigkeit von 3,3 Jahren im Jahr 2016 auf 3,9 Jahre im Jahr 2023 gestiegen. Aus versicherungswirtschaftlicher Sicht ist aber auch die durchschnittliche Zeit für alle Versicherten von Bedeutung. Die durchschnittliche Zeit in Pflegebedürftigkeit lag für alle verstorbenen Versicherten – also unabhängig davon, ob sie vorher pflegebedürftig waren oder nicht – im Jahr 2016 bei 2,2 Jahren und im Jahr 2023 bei 3,0 Jahren mit immer noch steigender Tendenz.

Abbildung 3.2: Durchschnittliche Zeit in Pflegebedürftigkeit für Verstorbene in den Jahren 2016 bis 2023 in Jahren

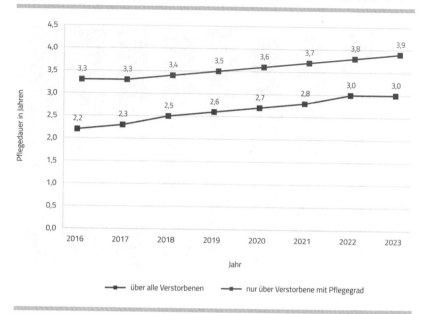

Quelle: BARMER-Daten 2016–2023, hochgerechnet auf die Verstorbenen der Bundesrepublik Deutschland; Statistisches Bundesamt (2024c, 2024d)

Zwar ist die durchschnittliche Zeit in Pflegebedürftigkeit für die verstorbenen Versicherten in den letzten Jahren stetig gestiegen. Die Zeiten in den verschiedenen Versorgungsarten haben sich aber unterschiedlich entwickelt. Wesentliche Anstiege gibt es vor allem bei den Zeiten ohne die Hauptpflegeleistungen (Pflegegeld, Pflegesachleistung, Pflege in Behinderteneinrichtungen und vollstationäre Dauerpflege) und bei den Zeiten im Pflegegeldbezug. Die Zeiten in vollstationärer Dauerpflege stagnieren über alle verstorbenen Versicherten sogar trotz des immer höheren Anteils an Verstorbenen, die jemals pflegebedürftig waren. Einen merklichen Anstieg gibt es hingegen bei den Zeiten im Pflegesachleistungsbezug, die aber absolut und relativ nicht so hoch sind wie die Zeiten mit Bezug von Pflegegeld oder ohne Hauptpflegeleistungen (Abbildung 3.3).

Abbildung 3.3: Durchschnittliche Zeit in den Versorgungsarten für alle Verstorbenen in den Jahren 2016 bis 2023 in Monaten

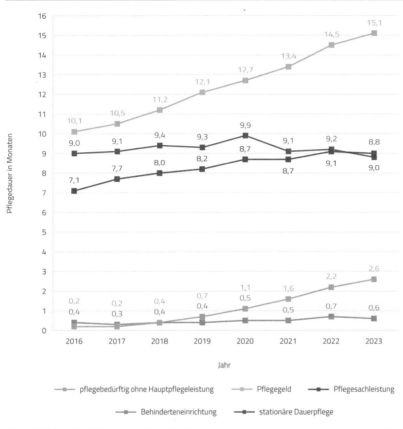

Quelle: BARMER-Daten 2016–2023, hochgerechnet auf die Verstorbenen der Bundesrepublik Deutschland; Statistisches Bundesamt (2024c, 2024d)

Bezogen auf alle Verstorbenen, die zuvor pflegebedürftig waren, zeigen sich meist ähnliche Veränderungen. Es gibt einen starken Anstieg in den Zeiten ohne Hauptpflegeleistungen und im Pflegegeldbezug und einen moderaten Anstieg bei den Zeiten im Sachleistungsbezug. Die Zeiten in vollstationärer Dauerpflege sind bei den jemals Pflegebedürftigen aber sogar rückläufig (Abbildung 3.4). Dass die Zeit in vollstationärer

starker Anstieg der Zeiten mit Pflegegeldbezug oder ohne Hauptpflegeleistungen

Dauerpflege für alle Verstorbenen relativ konstant bleibt (Abbildung 3.3), ist also der gestiegenen Zahl an Verstorbenen geschuldet, die jemals pflegebedürftig waren.

Abbildung 3.4: Durchschnittliche Zeit in den Versorgungsarten für pflegebedürftig Verstorbene in den Jahren 2016 bis 2023 in Monaten

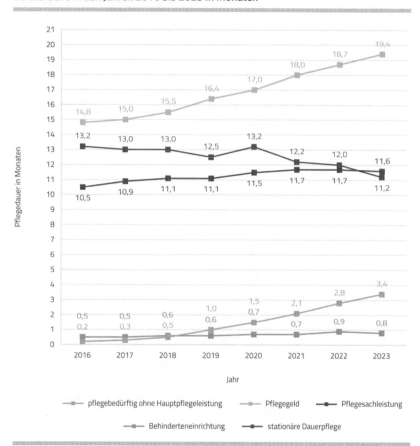

Quelle: BARMER-Daten 2016–2023, hochgerechnet auf die Verstorbenen der Bundesrepublik Deutschland; Statistisches Bundesamt (2024c, 2024d)

3.3.2 Pflegedauern zum Stichtag

Die bisherigen Studien zur Pflegedauer zu einem Stichtag fokussierten in aller Regel die Zeiten innerhalb bestimmter Settings – also häuslicher Pflege oder stationärer Pflege. Oftmals sind dabei auch nur einrichtungsbezogene Verweildauern berücksichtigt.

In einer Befragung von 501 häuslich versorgten hilfebedürftigen Menschen im Alter über 60 Jahren in den Jahren 2003 und 2004 wurde unter anderem auch die bisherige Hilfebedürftigkeit abgefragt (Schäufele et al., 2005). Von den demenziell Erkrankten waren aber nur 75 Prozent und von den nicht demenziell Erkrankten nur 33 Prozent pflegebedürftig im Sinne des SGB XI. Die mittlere Dauer der Hilfebedürftigkeit wurde mit 4,1 Jahren angegeben. Gräßel (1998, S. 60) kommt in seinen Analysen auf 3,0 Jahre bisheriger Hilfe- oder Pflegedauer. In einer aktuellen Befragungsstudie des Wissenschaftlichen Instituts der AOK (WIdO) wurde ermittelt, dass zehn Prozent der Pflegebedürftigen in häuslicher Pflege bisher kürzer als ein Jahr pflegebedürftig waren. Rund 45 Prozent waren jeweils zwischen einem und fünf Jahren beziehungsweise fünf Jahre und länger pflegebedürftig (Schwinger & Zok, 2024, S. 3). Werden für diese Gruppen durchschnittliche bisherige Verweildauern von 0,5 Jahren, 3,0 Jahren und 6,0 Jahren angesetzt, ergibt sich insgesamt eine durchschnittliche bisherige Dauer der Pflege von 4,1 Jahren. Wird der Wert für die letzte Gruppe mit 8,0 Jahren angesetzt, ergibt sich insgesamt eine durchschnittliche bisherige Dauer von 5,0 Jahren. Für die ambulante Versorgung sind in den Studien somit durchschnittliche bisherige Verweildauern von drei bis fünf Jahren ermittelt worden.

Seit 2022 ist die aktuelle Verweildauer in der stationären Dauerpflege von Bedeutung für die anteilige Übernahme des pflegebedingten Eigenanteils durch die Pflegeversicherung (siehe Kapitel 2.3.1). In den Studien zu den Möglichkeiten und Grenzen selbständiger Lebensführung (MuG-Studien) wurden im Jahr 1994 durchschnittliche bisherige Verweildauern im Pflegeheim von 4,9 Jahren und im Jahr 2005 von 3,9 Jahren erfasst (Schneekloth & von Törne, 2007, S. 131). Hierunter fallen aber auch Zeiten, die nicht Zeiten der Pflegebedürftigkeit im Sinne des SGB XI sind. Geiss et al. (2019, S. 221) haben für die Jahre 2010, 2016 und 2018 zu den jeweiligen Befragungszeitpunkten bisherige Pflegedauern im Pflegeheim von 4,3 Jahren, 3,5 Jahren und 3,9 Jahren ermittelt. Nach Angaben des vdek (2022a) hatten im Juni 2021 30,22 Prozent der Pflegebedürftigen im Pflegeheim eine bisherige Verweildauer im Pflegeheim von weniger als 12 Monaten. Für 19,22 Prozent betrug die bisherige Pflegedauer im Heim 12 bis 24 Monate, für 14,12 Prozent 24 bis 36 Monate und für 36,44 Prozent mehr als 36 Monate. Setzte man für die vier Kategorien durchschnittliche Verweildauern von 0,5, 1,5, 2,5 und 5,0 Jahren ein, ergäbe sich insgesamt eine durchschnittliche Verweildauer im Pflegeheim von 2,6 Jahren. Der Deutsche Caritasverband berichtete in einer Pressemitteilung vom 4. Januar 2024, dass sich in den letzten vier Jahren die Verweildauer in ihren Pflegeheimen um drei Monate von 28 Monate auf 25 Monate verkürzt hat (Caritas Deutschland, 2024). Für die stationäre Versorgung sind somit durchschnittliche bisherige Verweildauern von 2,1 bis 4,9 Jahren ermittelt worden.

Eine Ermittlung der durchschnittlichen bisherigen Gesamtdauer der Pflegebedürftigkeit ist derzeit nicht bekannt. Mit den BARMER-Daten sind die bisherigen Zeiten in Pflegebedürftigkeit im Sinne des SGB XI insgesamt erfassbar. Mit dem April 1995 gibt es einen absoluten Nullpunkt der bisherigen Verweildauer in der Pflegebedürftigkeit. Ausgehend von den enthaltenen Zugangsdaten zur Pflegebedürftigkeit oder dem frühesten Eintrag von Zeiten der Pflegebedürftigkeit sind bis zu knapp 29 Jahre bisheriger Pflegebedürftigkeit im Sinne des SGB XI zu beobachten (Leistungsbeginn April 1995). Ein langfristiger Anstieg der durchschnittlichen Verweildauer ist somit unter anderem dadurch begründet, dass die Möglichkeit einer längeren Verweildauer mit jedem weiteren Beobachtungsjahr zunimmt. Dieser Effekt läuft aber immer weiter aus, weil der allergrößte Teil der Pflegebedürftigen aus dem Jahr 1995 längst verstorben ist. Mit der Einführung der Pflegegrade im Jahr 2017 ist der Kreis der potenziell Pflegebedürftigen deutlich ausgeweitet worden. Dies hat eine Steigerung der Inzidenzen insbesondere durch die Pflegebedürftigen mit Pflegegrad 1 in den weiteren Jahren zur Folge (Rothgang & Müller, 2021, S. 73) – mit entsprechenden Effekten auf die jeweils bisherige Pflegedauer in den Folgejahren.

Die erhöhte Inzidenz ist einerseits verbunden mit einer im Gesamtpflegeverlauf längeren zu erwartenden Verweildauer in der Pflege. Andererseits senken die auch in den Folgejahren noch erhöhten Inzidenzen die durchschnittliche bisherige Verweildauer aller jeweils aktuell pflegebedürftigen Personen, weil mehr Personen mit bis dahin kürzeren Verweildauern hinzukommen. Deutlich werden diese beiden gegenläufigen Effekte in Abbildung 3.5. Im Vergleich zum Jahr 2016 gibt es im Jahr 2017 eine deutliche Steigerung des Anteils derer, die bislang nur bis zu einem Jahr pflegebedürftig sind. Im darauffolgenden Jahr gibt es eine besondere Steigerung beim Anteil mit einer bisherigen Pflegedauer von bis zu zwei Jahren. Diese Entwicklung lässt sich über die weiteren Erhebungsjahre weiterverfolgen. Der Anteil derjenigen mit einer bisherigen Pflegedauer von über acht Jahren nimmt in den Beobachtungsjahren zwar ab, aber dahinter verbergen sich immer längere Verweildauern. Im Jahr 2025 wird die Welle der erhöhten Inzidenzen auch die Kategorie mit einer bisherigen Verweildauer von über acht Jahren erreichen.

Abbildung 3.5: Anteil aktuell Pflegebedürftiger nach bisheriger Pflegedauer in den Jahren 2016 bis 2023 in Prozent

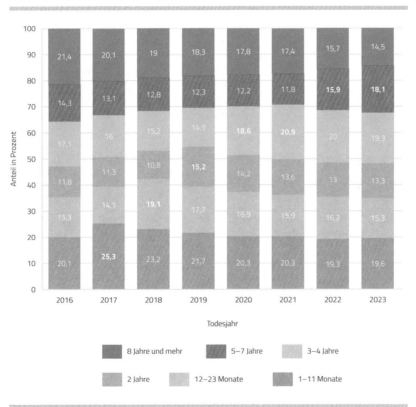

Quelle: BARMER-Daten 2016–2023, hochgerechnet auf die Bevölkerung Deutschlands; Selektion: mindestens fünf Jahre bei der BARMER versichert

Abbildung 3.6: Mittlere bisherige Dauer der Pflegebedürftigkeit im Sinne des SGB XI in den Jahren 2016 bis 2023 in Monaten

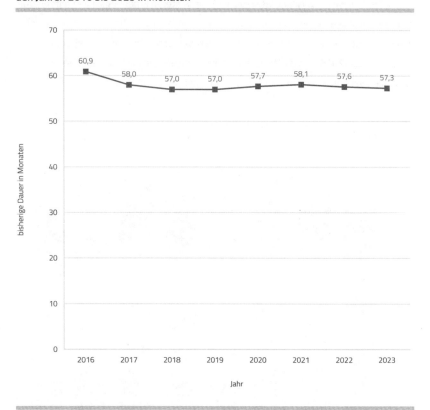

Quelle: BARMER-Daten 2016–2023, hochgerechnet auf die Bevölkerung Deutschlands;
Selektion: mindestens fünf Jahre bei der BARMER versichert

Diese beiden gegenläufigen Effekte von erhöhter Inzidenz auf der einen Seite und der längeren zu erwartenden Zeiten in der Pflegebedürftigkeit durch den früheren Pflegeeintritt auf der anderen Seite führen dazu, dass sich im beobachteten Zeitraum von 2017 bis 2023 die durchschnittlichen bisherigen Verweildauern kaum verändert haben. Die durchschnittliche Dauer der bisherigen Pflegebedürftigkeit ist von knapp 61 Monaten (= 5,1 Jahre) im Jahr 2016 auf 58 Monate (= 4,8 Jahre) im Jahr 2017 zurückgegangen. In den Folgejahren ist die durchschnittliche bisherige Verweildauer relativ konstant geblieben (Abbildung 3.6). Der Trend wird aber längerfristig eher zu einem Anstieg führen als zu einem Rückgang der bisherigen Pflegedauern. Dies ist darin begründet, dass der Effekt der erhöhten Inzidenzen mit der Zeit ausläuft und die große Zahl der Pflegebedürftigen, die mit einem geringeren Pflegegrad in die Pflege eingetreten ist, immer länger pflegebedürftig gewesen sein wird.

Abbildung 3.7: Anteil aktuell Pflegebedürftiger nach bisheriger Pflegedauer im Pflegeheim in den Jahren 2016 bis 2023 in Prozent

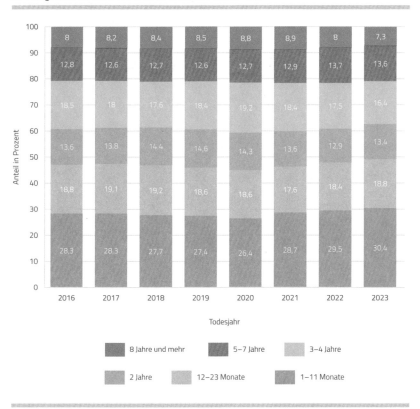

Quelle: BARMER-Daten 2016–2023, hochgerechnet auf die Bevölkerung Deutschlands

Eine vergleichbare, durch die Einführung der Pflegegrade erzeugte „Welle" über die Jahre lässt sich in der Verteilung der bisherigen Verweildauern im Pflegeheim nicht erkennen (Abbildung 3.7). Einen Effekt hatte allerdings die Übersterblichkeit im Pflegeheim in den ersten Coronajahren (Rothgang & Müller, 2022, S. 150). Diese hat die Verteilung der bis-

kein Effekt durch die Einführung der Pflegegrade auf die bisherige Dauer im Pflegeheim

herigen Pflegedauern im Jahr 2020 merklich verändert. Die zusätzlich freigewordenen Plätze wurden wieder aufgefüllt (Tabelle 2.7 in Kapitel 2.1.4). Dadurch ergibt sich in den Folgejahren ein erhöhter Anteil an Pflegebedürftigen im Pflegeheim mit einer kürzeren bisherigen Verweildauer (Abbildung 3.7).

Abbildung 3.8: Mittlere bisherige Verweildauer im Pflegeheim in den Jahren 2016 bis 2023 in Monaten

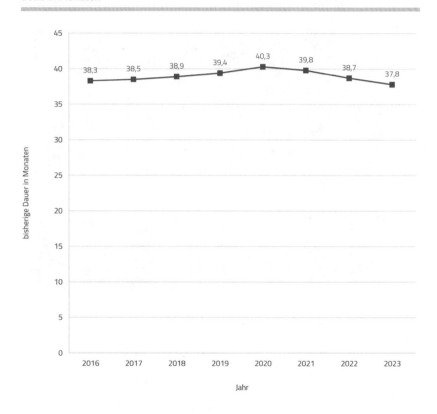

Quelle: BARMER-Daten 2016–2023, hochgerechnet auf die Bevölkerung Deutschlands

Die Verweildauern in Pflegeheimen werden in Befragungsstudien in aller Regel nur innerhalb der jeweils befragten Pflegeheime erfasst. Mit den BARMER-Daten können dagegen die Gesamtzeiten in allen Pflegeheimen erfasst werden. Die mit den BARMER-Daten durchschnittlichen bisherigen Verweildauern in der vollstationären Dauerpflege liegen im Zeitraum von 2016 bis 2023 relativ konstant um 38 bis 40 Monate (3,2 bis 3,4 Jahre). Zwar gab es einen leichten Anstieg in der Zeit von 2016 bis 2020. Die nachfolgende Reduktion ist dann aber zu einem großen Teil ein Resultat der Folgen der Coronapandemie.

3.3.3 Prospektive Ermittlung der Pflegedauern

Eine prospektive Betrachtung nimmt die Inzidenzkohorten unter den jeweils aktuellen Bedingungen auf. Die realen Ergebnisse enden aber mit dem Ende des Beobachtungsfensters (Rechtszensierung). Alle darüber hinausgehenden Entwicklungen müssen daher modelliert werden – es handelt sich bei den Ergebnissen also nicht um echte Beobachtungen. Abbildung 3.9 und Abbildung 3.10 zeigen zunächst die beobachtbaren Entwicklungen nach Eintritt in die Pflegebedürftigkeit als Survivalfunktion. Dargestellt wird, wie groß der Anteil derer ist, die in den folgenden Monate nach Pflegeeintritt immer noch pflegebedürftig sind. Die Beendigung kann durch den Tod oder ein anderes Ereignis wie zum Beispiel eine Gesundung eintreten. Die Beobachtungsfenster und damit auch die dargestellten Kurven verkürzen sich dabei mit jeder späteren Kohorte um ein Jahr.

Auffällig ist der große Sprung, der sich zwischen den Inzidenzjahren 2016 und 2017 zeigt. Hier kommt deutlich der Effekt der neuen Definition der Pflegebedürftigkeit zum Tragen. Pflegebedürftige mit Pflegegrad 1 sind hier mitberücksichtigt. Diese wären vormals in aller Regel nicht als pflegebedürftig eingestuft worden. Ohne Berücksichtigung des Pflegegrads 1 ist ein solcher Sprung wie hier nicht zu erkennen (vergleiche Rothgang & Müller, 2021, S. 87). Auch nach 2017 ist aber eine Verlängerung der Verweildauer erkennbar. Der Anteil weiterhin Pflegebedürftiger nach zwölf Monaten steigt von weniger als 79 Prozent für das Inzidenzjahr 2017 auf über 81 Prozent für das Inzidenzjahr 2021. Steigerungen bleiben fast durchgängig auch über die weiteren Zeiten seit Pflegebeginn bestehen (Abbildung 3.9).

Abbildung 3.9: Anteil weiterhin pflegebedürftiger Personen in den Monaten seit Pflegebeginn (Survivalfunktion) der Inzidenzjahre 2016 bis 2022 in Prozent

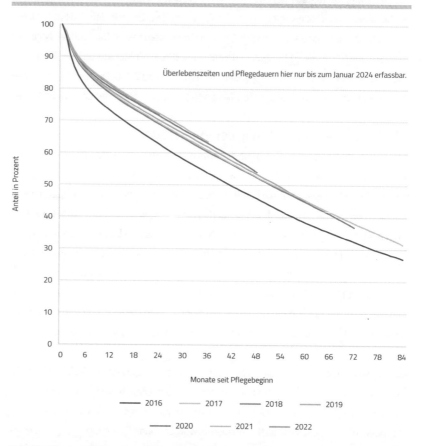

Inzidenzjahr	Anteil weiterhin pflegebedürftiger Personen im ... Monat seit Pflegebeginn						
	Beginn (0)	12.	24.	36.	48.	60.	72.	84.
2016	100	73,0	62,7	53,6	45,8	38,3	32,4	27,0
2017	100	78,8	69,3	60,8	52,5	45,3	38,2	31,5
2018	100	78,4	68,9	60,2	52,3	44,7	36,9	–
2019	100	79,5	70,2	61,9	53,4	44,9	–	–
2020	100	80,3	71,6	63,0	54,0	–	–	–
2021	100	81,5	72,3	63,5	–	–	–	–
2022	100	81,1	71,8	–	–	–	–	–

Quelle: BARMER-Daten 2016–2023, hochgerechnet auf die Bevölkerung Deutschlands

Abbildung 3.10: Anteil weiterhin pflegebedürftiger Personen in den Monaten seit Pflegebeginn (Survivalfunktion) der Inzidenzjahre 2017, 2019 und 2021 nach Pflegegraden bei Pflegeeintritt in Prozent

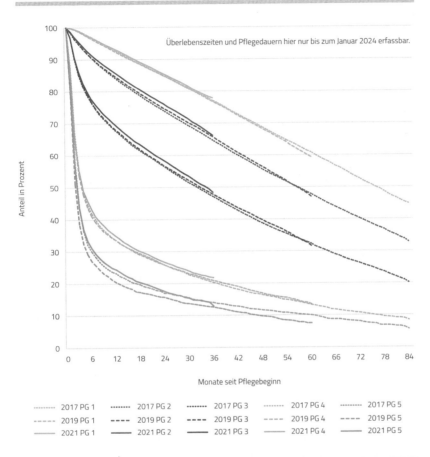

Inzidenzjahr	Pflegegrad	Anteil weiterhin pflegebedürftiger Personen im ... Monat seit Pflegebeginn							
		Beginn (0)	12.	24.	36.	48.	60.	72.	84.
2017	1	100	92,9	84,9	77,1	68,8	60,9	52,6	44,8
	2	100	84,2	74,0	64,7	55,6	47,8	40,2	32,8
	3	100	67,8	56,6	47,1	38,8	32,3	26,2	20,1
	4	100	33,5	25,8	20,3	16,4	13,2	10,7	8,4
	5	100	23,2	17,0	14,0	11,6	10,0	8,0	5,6

Inzidenzjahr	Pflegegrad	Anteil weiterhin pflegebedürftiger Personen im ... Monat seit Pflegebeginn							
		Beginn (0)	12.	24.	36.	48.	60.	72.	84.
2019	1	100	92,5	85,0	76,8	68,3	59,4	–	–
	2	100	84,7	74,7	65,8	56,4	47,0	–	–
	3	100	68,1	56,8	47,8	39,8	31,6	–	–
	4	100	33,5	25,9	20,9	16,9	13,4	–	–
	5	100	20,4	15,7	12,6	9,7	7,5	–	–
2021	1	100	93,2	85,5	77,9	–	–	–	–
	2	100	85,8	76,1	66,2	–	–	–	–
	3	100	69,5	58,4	48,4	–	–	–	–
	4	100	34,8	26,7	21,8	–	–	–	–
	5	100	24,4	17,6	12,9	–	–	–	–

Quelle: BARMER-Daten 2017–2023, hochgerechnet auf die Bevölkerung Deutschlands

Die Abhängigkeit der Verweildauer von dem Grad der Pflegebedürftigkeit zu Beginn der Pflegebedürftigkeit ist für die Eintrittskohorte 2021 ebenso gegeben wie für die Eintrittskohorte 2017 (Abbildung 3.10). Mit Pflegegrad 5 waren nach zwei Jahren nur noch 17,6 Prozent (Inzidenzjahr 2021) beziehungsweise 17,0 Prozent (Inzidenzjahr 2017) pflegebedürftig. Somit dauern 82,4 Prozent (Inzidenzjahr 2021) beziehungsweise 83,0 Prozent (Inzidenzjahr 2017) der Pflegeverläufe mit Pflegegrad 5 nicht länger als zwei Jahre und werden meist durch den Tod beendet. Im Gegensatz dazu dauern mit Pflegegrad 2 nur 23,9 Prozent (Inzidenzjahr 2021) bis 26,0 Prozent (Inzidenzjahr 2017) höchstens zwei Jahre. Die Unterschiede der pflegegradspezifischen Verläufe sind somit für die Inzidenzjahre 2017 bis 2021 relativ gering. Die Unterschiede der Verläufe mit unterschiedlichen Eintrittspflegegraden sind hingegen sehr ausgeprägt.

Deutlich wird mit der Betrachtung der Survivalfunktionen, dass die Beendigungswahrscheinlichkeit der Pflegebedürftigkeit auch von der bisher verbrachten Zeit abhängt. In den ersten Monaten ist die Austrittswahrscheinlichkeit sehr hoch und verringert sich anschließend. Diese unterschiedlichen Wahrscheinlichkeiten werden nachfolgend auch für die prospektive Kalkulation der Pflegedauern berücksichtigt.

Ausgangspunkt für die prospektive Berechnung der durchschnittlichen Pflegedauer in Deutschland ist die Ermittlung der zu erwartenden Pflegedauern je Pflegeeintrittsjahr. Grundlage der zu erwartenden Pflegedauern sind dabei die Sterbewahrscheinlichkeiten und sonstigen Austrittswahrscheinlichkeiten aus der Pflegebedürftigkeit nach Alter, Geschlecht und bisheriger Pflegedauer. Es wird also für jede Altersklasse nach Geschlecht und Pflegedauer die jeweilige Austrittswahrscheinlichkeit in den einzelnen Jahren aus den BARMER-Daten ausgezählt. Für die Berechnung der durchschnittlichen Gesamtdauer werden diese Austrittswahrscheinlichkeiten zu einem Lebensverlauf verknüpft. Die Wahrscheinlichkeit, in der ersten Pflegeeintrittsaltersklasse direkt im ersten Monat zu versterben oder aus sonstigen Gründen aus der Pflegebedürftigkeit auszuscheiden, wird mit den entsprechenden Wahrscheinlichkeiten aller folgenden Monate multipliziert. Die Wahrscheinlichkeiten der folgenden Monate werden dabei jeweils mit den dann gegebenen Altersklassen und bisherigen Pflegedauern angepasst, die sich aus den Auszählungen mit den BARMER-Daten für das jeweilige Ausgangsjahr ergeben haben. Die unterschiedlichen Wahrscheinlichkeiten, die sich auf Basis der BARMER-Daten nach Alter, Geschlecht und Pflegedauer ergeben, wurden für die weitere Kalkulation mit den Inzidenzraten (siehe Kapitel 2.1.4) verknüpft und auf die Bundesbevölkerung übertragen. Für die Summe aller Pflegeeintritte in Deutschland lassen sich somit durchschnittliche Verweildauern in der Pflegebedürftigkeit von knapp sechs Jahren im Jahr 2016 bis siebeneinhalb Jahren im Jahr 2022 ermitteln (Tabelle 3.5). Großen Effekt auf die Verweildauern haben Pflegeinzidenzen in jüngeren Jahren, die mit ihren langen Verweildauern die durchschnittliche Verweildauer stark beeinflussen. Werden nur die Pflegeeintritte ab einem Pflegeeintrittsalter von 60 Jahren berücksichtigt, steigt die zu erwartende Pflegedauer von knapp vier Jahren auf knapp fünf Jahre. Für Männer ab einem Pflegeeintrittsalter von 60 Jahren liegt der Durchschnittswert für die Dauer der Pflegebedürftigkeit nur bei 4,0 Jahren und für Frauen bei fast 5,7 Jahren, weil Männer aufgrund ihrer geringeren Lebenserwartung durchschnittlich jünger pflegebedürftig werden als Frauen.

Für Frauen, die im Alter von mindestens 60 Jahren pflegebedürftig werden, dauert die Pflegebedürftigkeit im Durchschnitt somit rund fünfeinhalb Jahre, für Männer etwa vier Jahre. Werden alle Pflegebedürftigen, also auch diejenigen, bei denen Pflegebedürftigkeit bereits in jüngeren Jahren auftritt, berücksichtigt, liegen die durchschnittlichen Pflegedauern dagegen bei Männern und Frauen gleichermaßen bei durchschnittlich etwa siebeneinhalb Jahren (Tabelle 3.5). Regionale Ergebnisse für die mittlere durchschnittliche Dauer der Pflegebedürftigkeit für Personen, die in den Jahren 2016 bis 2022 pflegebedürftig geworden sind, werden als interaktive Grafik bereitgestellt.

www.bifg.de/Y9252t

Tabelle 3.5: Zu erwartende durchschnittliche Dauer der Pflegebedürftigkeit für inzident Pflegebedürftige der Jahre 2016, 2018, 2020 und 2022 in Jahren

	2016	2018	2020	2022
Hochrechnung auf die Pflegeeintritte in Deutschland für alle Versicherten	5,74	6,77	7,38	7,49
Hochrechnung auf die Pflegeeintritte in Deutschland für alle männlichen Versicherten	5,84	6,91	7,36	7,46
Hochrechnung auf die Pflegeeintritte in Deutschland für alle weiblichen Versicherten	5,66	6,66	7,40	7,53
Hochrechnung auf die Pflegeeintritte in Deutschland für Versicherte ab einem Pflegeeintrittsalter von 60 Jahren	3,95	4,50	4,84	4,94
Hochrechnung auf die Pflegeeintritte in Deutschland für männliche Versicherte ab einem Pflegeeintrittsalter von 60 Jahren	3,25	3,68	3,93	4,01
Hochrechnung auf die Pflegeeintritte in Deutschland für weibliche Versicherte ab einem Pflegeeintrittsalter von 60 Jahren	4,47	5,08	5,53	5,66

Quelle: BARMER-Daten 2016–2022, hochgerechnet auf die Bevölkerung Deutschlands

Eine besondere Bedeutung hat die Pflegedauer im Pflegeheim, weil sich daran unterschiedliche Leistungsansprüche in Form der nach der Verweildauer gestaffelten Leistungszuschläge (§43c SGB XI) anknüpfen. Die Verteilung der Verweildauern (Survivalfunktionen) im Pflegeheim war für die Eintrittsjahre 2011 bis 2017 sehr konstant. Nach 24 Monaten waren noch jeweils zwischen 40,4 und 43,7 Prozent der jeweiligen Jahrgänge im Pflegeheim (Rothgang & Müller, 2019, S. 72). Seither verkürzt sich allerdings die Verweildauer im Pflegeheim merklich (Abbildung 3.11). Der Anteil derer, bei denen der Aufenthalt länger als 24 Monate dauert, ist auf 30,6 Prozent im Heimeintrittsjahr 2022 zurückgegangen.

Abbildung 3.11: Anteil weiterhin pflegebedürftiger Personen in vollstationärer Pflege in den Monaten seit Heimeintritt (Survivalfunktion) in den Jahren 2016 bis 2022

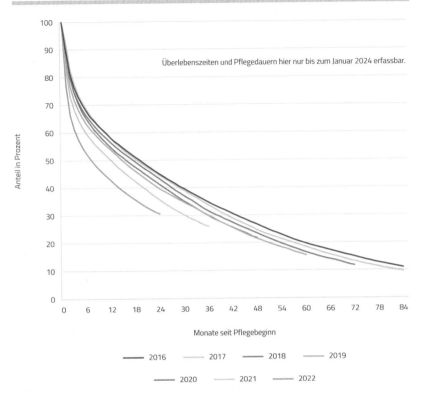

Quelle: BARMER-Daten 2016–2023, hochgerechnet auf die Bevölkerung Deutschlands

Inzidenzjahr	Anteil weiterhin in vollstationärer Dauerpflege im ... Monat seit Heimeintritt							
	Beginn (0)	12.	24.	36.	48.	60.	72.	84.
2016	100	58,1	45,0	34,8	26,7	19,7	14,9	10,9
2017	100	58,1	44,5	33,7	24,6	18,4	13,2	9,5
2018	100	56,5	43,3	31,6	23,5	16,5	11,7	–
2019	100	53,8	39,6	30,0	21,5	15,4	–	–
2020	100	54,7	41,2	29,9	21,8	–	–	–
2021	100	50,1	35,7	26,0	–	–	–	–
2022	100	42,7	30,6	–	–	–	–	–

3.3.4 Vergleich der verschiedenen Methoden

In bisherigen Studien finden sich drei Methoden zur Erfassung der Pflegedauern. Diese Methoden unterscheiden sich in der berücksichtigten Population und in ihren Ergebnissen. Mit einer retrospektiven Methode werden die Pflegedauern von Verstorbenen gemessen, eine zweite Methode berücksichtigt die Pflegedauern von aktuell Pflegebedürftigen und eine prospektive Methode kalkuliert die Pflegedauern von inzident Pflegebedürftigen nach der Sterbetafelmethode. Alle Methoden haben ihre Berechtigungen und ihre Vor- und Nachteile. Dabei generieren allerdings nur die retrospektive und die Sterbetafelmethode valide Aussagen über die Dauer von Pflegebedürftigkeit, die sich darin unterscheiden, ob sie sich auf vergangene Zeiten oder die Zukunft beziehen. Aussagen über aktuell Pflegebedürftige, die sich aus der zweiten Methode ableiten lassen, sind dagegen im stationären Sektor relevant zur Abschätzung der Kosten der Leistungszuschläge nach § 43c SGB XI.

Die retrospektive Messung der Pflegedauern fußt auf den Daten von Verstorbenen, die mitunter schon Jahre zuvor unter gänzlich anderen Bedingungen pflegebedürftig geworden sind. Perioden- und Kohorteneffekte können hier zu anderen Ergebnissen führen, als sie sich für aktuell inzidente Fälle zeigen. Die Analysen der Sterbekohorten sind Blicke in die Vergangenheit und nicht in die Zukunft. Die retrospektive Methode hat aber den Vorteil, reale, abgeschlossene Verläufe zu bewerten. Probleme mit einer Rechtszensierung, also dem Fehlen von Daten über zukünftige Ereignisse, gibt es daher nicht. Allerdings gibt es eine Beschränkung der möglichen Pflegedauern, da die Pflegeversicherung mit dem Jahr 1995 einen absoluten Nullpunkt (Linkszensierung) hat. Auch nicht beobachtbare Zeiten von Versicherten können zur Linkszensierung beitragen. Allerdings sind diese Effekte nur sehr gering.

Die Erfassung der Pflegedauern aktuell Pflegebedürftiger zu einem Stichtag kann keinen Überblick über alle Verläufe geben, denn sie übersieht die Vielzahl an Fällen, die so kurz sind, dass sie nicht am Stichtag erfasst werden. Zudem sind die beobachteten Verläufe der erfassten Fälle rechtszensiert, da zukünftige Pflegezeiten nicht in die Berechnung eingehen. Somit ergibt sich einerseits eine Überschätzung der durchschnittlichen Dauern, weil die kurzen Fälle weniger berücksichtigt sind, und andererseits eine Unterschätzung der Gesamtdauern, weil die erfassten Fälle nicht bis zum Ende beobachtet wurden. In welche Richtung die Dauer der Pflegebedürftigkeit mehr verzerrt ist, lässt sich zunächst nicht beurteilen. Nützlich ist eine solche Betrachtungsweise dennoch, wenn es beispielsweise um die Leistungsansprüche aufgrund von aktuellen Verweildauern geht, wie sie mit den nach der Verweildauer gestaffelten Leistungszuschlägen in der vollstationären Versorgung gegeben sind.

Mit der prospektiven Betrachtung können unterschiedliche Verläufe verschiedener Eintrittskohorten und damit auch aktueller Eintrittskohorten abgebildet werden. Die prospektive Kalkulation hat den Vorteil, die zukünftige Entwicklung zu beschreiben. Problematisch ist dabei die Rechtszensierung – also der fehlende Überblick über den weiteren Verlauf bis zum Ende der Pflegebedürftigkeit. Die Lösung dieses Problems liegt in der Kalkulation der Dauern auf Basis aktueller Übergangswahrscheinlichkeiten (Sterbetafelmethode). Es handelt sich somit um eine Projektion für die Zukunft und nicht um die Auswertung realer Werte.

Korrespondierend zu den Auswertungen der Sterbekohorten erhöhen sich die Survivorfunktionen für die Eintrittskohorten über die Beobachtungsjahre 2016 bis 2022 sichtlich. Die in Pflegebedürftigkeit verbrachte Lebenszeit steigt dabei insbesondere mit der Einführung des neuen Pflegebedürftigkeitsbegriffs und der damit verbundenen Umstellung von Pflegestufen auf Pflegegrade an. Verglichen mit der prospektiven Kohortenbetrachtung (Tabelle 3.5) zeigt sich, dass die retrospektive Betrachtung (Abbildung 3.2) niedrigere Verweildauern ausweist. Bei der retrospektiven Betrachtung werden für das Jahr 2022 für jemals Pflegebedürftige 3,8 Jahre in Pflegebedürftigkeit ermittelt und in der prospektiven Betrachtung fast doppelt so lange Zeiten, nämlich 7,5 Jahre für alle Pflegeeintritte des Jahres. Der Vergleich der mit beiden Methoden errechneten Ergebnisse zeigt damit einen eindeutigen Trend zu immer längeren Pflegedauern auf. In der retrospektiven Variante gibt es eine Steigerung von 3,3 Jahren im Sterbejahr 2016 auf 3,8 Jahre im Sterbejahr 2022 und in der prospektiven Variante eine Steigerung von 5,7 Jahren auf 7,5 Jahre.

7,5 Jahre dauert die Pflegebedürftigkeit im Durchschnitt.

Völlig anders gestaltet sich der Trend beim Blick auf die bisherige Pflegedauer, wenn die Stichtagsmethode verwendet wird. Hier zeigt sich eine geringe Abnahme der Dauer von 2016 bis 2017 und dann eine über die Jahre sehr konstante bisherige Verweildauer von etwa fünf Jahren. Mit dieser Methode lassen sich aber weder Aussagen zur durchschnittlichen Länge von Verweildauern in Pflegebedürftigkeit ermitteln, noch lässt sich der Trend der zu erwartenden Zeiten in Pflegebedürftigkeit beschreiben, da hier die Einführungseffekte der Umstellung auf die Pflegegrade noch gravierend einwirken.

3.4 Determinanten der Verweildauer in Pflegebedürftigkeit

Weder zu den Pflegedauern von Verstorbenen noch zu den kalkulierten Verweildauern aktuell inzident Pflegebedürftiger lassen sich mit den BARMER-Daten die erklärenden Faktoren ohne eine Vielzahl von Annahmen in die Berechnungen aufnehmen. Zudem sind in der retrospektiven Betrachtung gerade für die längeren Verläufe die Ausgangszustände nicht bekannt. Um dennoch die Determinanten für die Verweildauer in Pflegebedürftigkeit zu bestimmen, werden die Verläufe der Inzidenzjahre 2017, 2018 und 2019 betrachtet. Für diese Inzidenzjahre lassen sich Zeiträume von mindestens 49 Monaten beobachten. In Kapitel 3.4.1 werden dazu zunächst die kumulierten Statusverteilungen der Zeiten in Pflegebedürftigkeit einerseits differenziert nach Versorgungsarten und andererseits differenziert nach Pflegegraden dargestellt. In Kapitel 3.4.2 wird verdeutlicht, dass es je nach Erkrankung beim Pflegeeintritt sehr unterschiedliche Verweildauern geben kann. Kapitel 3.4.3 untersucht schließlich die unabhängigen Effekte von Alter, Geschlecht und Eingangserkrankungen auf die Pflegedauer innerhalb der beobachteten 49 Monate.

3.4.1 Prospektive Dauern mit Pflegegraden und Versorgungsarten

Einen ersten Eindruck davon, wie lange welche Versorgungsarten in Anspruch genommen werden, vermittelt die Entwicklung der Zeiten, die Verstorbene in den einzelnen Versorgungsarten verbracht haben (Abbildung 3.3 und Abbildung 3.4 in Kapitel 3.3.1). Es wurde gezeigt, dass die durchschnittliche Zeit in Pflegebedürftigkeit von allen jemals Pflegebedürftigen von 3,3 Jahren im Sterbejahr 2016 auf 3,9 Jahre im Sterbejahr 2023 und von allen Verstorbenen von 2,2 Jahren auf 3,0 Jahre gestiegen ist. Dabei ist die Zeit im Pflegeheim für alle Verstorbenen relativ konstant geblieben. Die Zeiten in Behinderteneinrichtungen wurden auf niedrigem Niveau etwas länger. Moderat stiegen auch die Zeiten im Pflegesachleistungsbezug. Starke Entwicklungen gab es aber bei den Zeiten im Pflegegeldbezug und in Zeiten ohne diese Hauptleistungen. Das Letztere betrifft in erster Linie Pflegebedürftige mit Pflegegrad 1. Inwieweit diese Veränderungen in den Verteilungen sich auch in den prospektiven Betrachtungen wiederfinden, sollen die kumulierten Statusverteilungen der Inzidenzkohorten 2017 bis 2019 zeigen (Abbildung 3.12 bis Abbildung 3.17). Für jeden Monat ab dem Monat des Pflegeeintritts sind die jeweiligen Verteilungen der Versorgungsarten dargestellt. Auffällige Unterschiede zeigen sich zwischen 2017 und 2018, aber weniger zwischen 2018 und 2019. Dies ist unter anderem dadurch begründet, dass viele Personen, die als Personen mit erheblich eingeschränkter Alltagskompetenz ohne Pflegestufe (Pflegestufe 0) galten, in Pflegegrad 2 überführt wurden und somit im Jahr 2017 als inzident pflegebedürftig gelten. Dadurch sind die Anteile mit Pflegesachleistungsbezug oder mit der Versorgung in Behinderteneinrichtungen etwas erhöht.

Abbildung 3.12: Statusverteilung der Versorgungsarten seit Pflegebeginn 2017 nach Monaten in Prozent

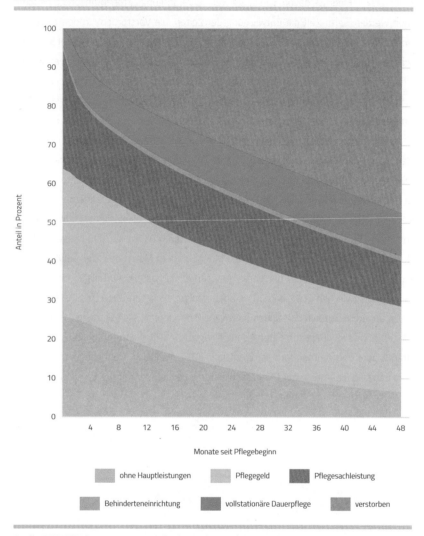

Quelle: BARMER-Daten 2016–2023, hochgerechnet auf die Bevölkerung Deutschlands

Abbildung 3.13: Statusverteilung der Versorgungsarten seit Pflegebeginn 2018 nach Monaten in Prozent

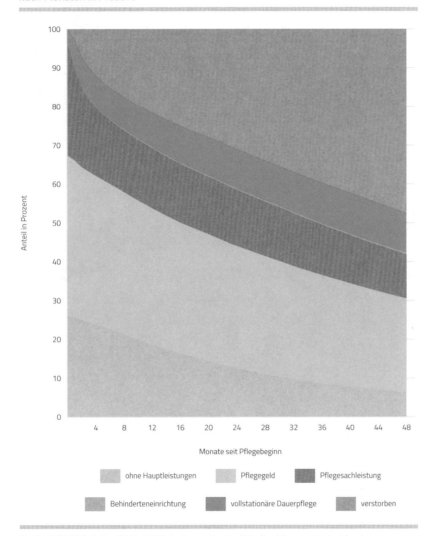

Quelle: BARMER-Daten 2016–2023, hochgerechnet auf die Bevölkerung Deutschlands

Abbildung 3.14: Statusverteilung der Versorgungsarten seit Pflegebeginn 2019 nach Monaten in Prozent

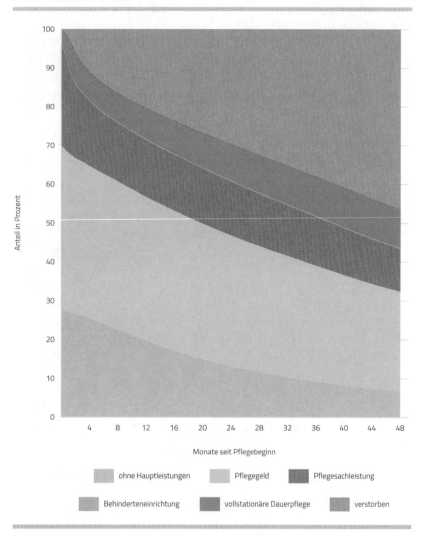

Quelle: BARMER-Daten 2016–2023, hochgerechnet auf die Bevölkerung Deutschlands

Die Statusverteilungen der Versorgungsarten seit Pflegebeginn in den Jahren 2017, 2018 und 2019 (Abbildung 3.12 bis Abbildung 3.14) sind komprimiert in Tabelle 3.6 zusammengefasst. In den drei Inzidenzjahren gab es dabei gestiegene Anteile ohne Hauptleistungen und mit Pflegegeld und sinkende Anteile mit Pflegesachleistungen und vollstationärer Dauerpflege. Viele Menschen in Behinderteneinrichtungen hatten im Jahr 2016 den Status von Personen mit eingeschränkter Alltagskompetenz ohne Pflegestufe (Pflegestufe 0). Durch die Überleitung im Jahr 2017 von Pflegestufen in Pflegegrade erschienen sie nun als inzident Pflegebedürftige. Der im Jahr 2017 höhere Anteil der Pflegebedürftigen, der aus der Einführung des neuen Pflegebedürftigkeitsbegriffs resultiert, bleibt auch über die weiteren Jahre dieser Eintrittskohorte im Wesentlichen erhalten. Für die verschiedenen Jahre der Pflegeinzidenz bleiben die Trends in den Verteilungen nach Versorgungsarten weitgehend bestehen. Der Anteil in der stationären Versorgung wird 48 Monate nach Pflegeeintritt geringer und der Anteil im Pflegegeldbezug steigt über die Inzidenzjahre an.

Tabelle 3.6: Statusverteilung der Versorgungsarten seit Pflegebeginn in den Jahren 2017, 2018 und 2019 in Prozent

	Inzidenzmonat			nach 12 Monaten			nach 48 Monaten		
	2017	2018	2019	2017	2018	2019	2017	2018	2019
ohne Hauptleistungen	25,7	26,1	27,6	18,1	18,5	19,5	6,5	6,3	6,6
Pflegegeld	38,1	41,4	42,2	32,6	35,3	37,2	22,1	24,3	25,8
Pflegesachleistungen	30,4	28,5	26,5	16,7	15,5	14,6	11,7	11,3	10,9
Behinderten-einrichtung	1,3	0,3	0,3	1,3	0,3	0,3	1,2	0,3	0,3
vollstationäre Dauerpflege	4,5	3,7	3,4	10,1	8,8	7,9	11,1	10,2	9,9
verstorben	0,0	0,0	0,0	21,2	21,6	20,5	47,5	47,6	46,4

Quelle: BARMER-Daten 2016–2023, hochgerechnet auf die Bevölkerung Deutschlands

Wie sich die Pflegegrade ab dem Zeitpunkt des Pflegeeintritts verteilen, zeigen Abbildung 3.15 bis Abbildung 3.17. Für jeden Monat ab dem Monat des Pflegeeintritts sind die jeweiligen Verteilungen der Pflegegrade dargestellt.

Abbildung 3.15: Statusverteilung der Pflegegrade seit Pflegebeginn 2017 nach Monaten in Prozent

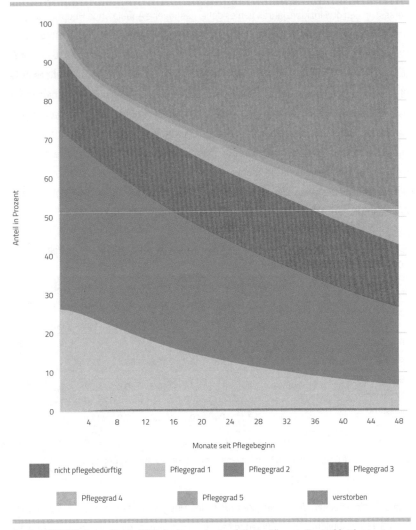

Quelle: BARMER-Daten 2016–2023, hochgerechnet auf die Bevölkerung Deutschlands

Abbildung 3.16: Statusverteilung der Pflegegrade seit Pflegebeginn 2018 nach Monaten in Prozent

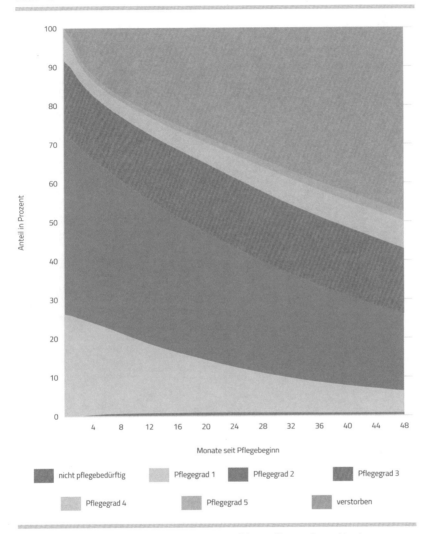

Quelle: BARMER-Daten 2016–2023, hochgerechnet auf die Bevölkerung Deutschlands

Abbildung 3.17: Statusverteilung der Pflegegrade seit Pflegebeginn 2019 nach Monaten in Prozent

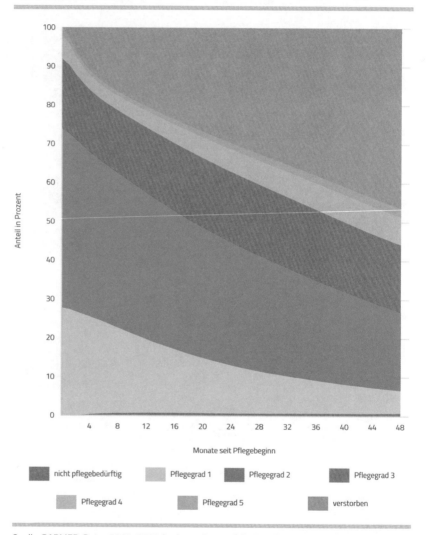

Quelle: BARMER-Daten 2016–2023, hochgerechnet auf die Bevölkerung Deutschlands

Die Verteilungen nach Pflegegraden sind komprimiert in Tabelle 3.7 dargestellt. Im Vergleich der Inzidenzjahre lässt sich eine höhere Konstanz feststellen als bei der Verteilung nach Versorgungsarten. Die Anteile mit höheren Pflegegraden werden tendenziell im jeweiligen Inzidenzmonat, aber auch nach 12 Monaten und nach 48 Monaten geringer.

Tabelle 3.7: Statusverteilung der Versorgungsarten seit Pflegebeginn in den Jahren 2017, 2018 und 2019 in Prozent

	Inzidenzmonat			nach 12 Monaten			nach 48 Monaten		
	2017	2018	2019	2017	2018	2019	2017	2018	2019
nicht pflegebedürftig	0,0	0,0	0,0	0,5	0,8	0,7	0,6	0,7	0,8
Pflegegrad 1	26,3	26,3	27,8	18,1	17,9	19,0	6,1	5,6	5,9
Pflegegrad 2	46,2	46,4	46,1	37,4	37,1	37,6	20,1	19,8	20,1
Pflegegrad 3	19,0	18,9	18,0	16,9	17,0	16,9	16,2	16,8	17,4
Pflegegrad 4	6,5	6,2	6,0	4,6	4,5	4,3	7,2	7,2	7,1
Pflegegrad 5	2,0	2,2	2,1	1,2	1,2	1,1	2,5	2,3	2,2
verstorben	0,0	0,0	0,0	21,2	21,6	20,5	47,5	47,6	46,4

Quelle: BARMER-Daten 2016–2023, hochgerechnet auf die Bevölkerung Deutschlands

In der Summe sind 49 Monate beobachtet worden – der Monat der Pflegeinzidenz plus die nachfolgenden 48 Monate. Im Durchschnitt sind 34,9 Monate davon in Pflegebedürftigkeit verbracht worden. In 0,3 Monaten lag keine Pflegebedürftigkeit vor und durchschnittlich 13,8 Monate lang innerhalb des Beobachtungsfensters sind die Probanden schon verstorben. Die durchschnittlichen Zeiten in Pflegebedürftigkeit teilen sich auf in 6,8 Monate mit Pflegegrad 1, 15,6 Monate mit Pflegegrad 2, 8,6 Monate mit Pflegegrad 3, 3,0 Monate mit Pflegegrad 4 und 0,9 Monate mit Pflegegrad 5. Die durchschnittlichen Zeiten in Pflegebedürftigkeit ohne Hauptpflegeleistungen betragen 6,7 Monate. 15,5 Monate wurde Pflegegeld bezogen, 7,8 Monate wurde der Pflegedienst genutzt, 0,3 Monate wurden in Behinderteneinrichtungen verbracht und 4,5 Monate in vollstationärer Dauerpflege.

3.4.2 Erkrankungen und Dauern

Mit unterschiedlichem Eintrittsalter in die Pflegebedürftigkeit ist auch eine unterschiedliche Dauer der Pflegebedürftigkeit verbunden. Dies liegt zum einen an der durchschnittlichen Restlebenserwartung und zum anderen an den Erkrankungen, die in unterschiedlichen Altersgruppen häufiger zur Pflegebedürftigkeit führen. Dies sind beispielsweise Multiple Sklerose bei jüngeren Pflegebedürftigen, Krebs im mittleren bis höheren Alter oder chronisch-degenerative Erkrankungen im höheren und höchsten Alter. Verbunden mit diesen Erkrankungen bestehen unterschiedliche Wahrscheinlichkeiten des längerfristigen Überlebens, aber auch der Genesung und damit auch des Austritts aus der Pflegebedürftigkeit.

Abbildung 3.18: Anteil weiterhin pflegebedürftiger Personen in den Monaten seit Pflegebeginn (Survivalfunktion) der Inzidenzjahre 2017, 2019 und 2021 nach Erkrankungen bei Pflegeeintritt in Prozent

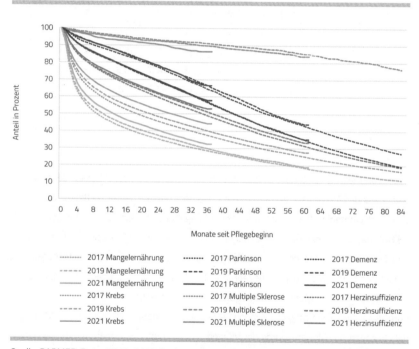

Quelle: BARMER-Daten 2017–2023, hochgerechnet auf die Bevölkerung Deutschlands

Beispielhaft sind in Abbildung 3.18 Survivalfunktionen in Pflegebedürftigkeit differenziert nach Erkrankungen zum Zeitpunkt des Pflegeeintritts dargestellt. Unterschieden werden Pflegeinzidenzen, die von Mangelernährung, Parkinson, Demenz, Krebs, Multipler Sklerose oder Herzinsuffizienz begleitet wurden. Deutlich sind die geringeren Zeiten in Pflegebedürftigkeit für diejenigen, die mit Mangelernährung oder Krebs pflegebedürftig geworden sind und dabei auch eine hohe Sterberate aufweisen. Viel länger sind die Zeiten in Pflegebedürftigkeit für diejenigen, die mit Multipler Sklerose oder mit Parkinson pflegebedürftig werden.

3.4.3 Regressionsmodelle zur Pflegedauer

Um die Effekte von Alter, Geschlecht, Jahr des Pflegeeintritts und Erkrankungen gegenseitig zu kontrollieren, werden die Effekte dieser Merkmale in Tabelle 3.8 und Tabelle 3.9 gemeinsam in einem Regressionsmodell betrachtet. Darin zeigt sich, durch welche Faktoren die Dauer der Pflegebedürftigkeit mehr oder weniger stark verursacht wird. Zur Bestimmung der Effekte der verschiedenen Determinanten können nur tatsächlich beobachtete Verläufe analysiert werden. Daher werden mithilfe der BARMER-Daten für die Pflegeeintrittsjahre 2017 bis 2019 der Eintrittsmonat und die nachfolgenden 48 Monate analysiert. Neben der Dauer der Pflegebedürftigkeit und dem Einfluss der Erklärungsfaktoren auf diese Dauer werden noch die Effekte auf die Zeiten in den einzelnen Pflegegraden (Tabelle 3.8) und die Zeiten in den einzelnen Versorgungsarten (Tabelle 3.9) dargestellt.

Tabelle 3.8: Regression zur Dauer der Pflegebedürftigkeit innerhalb der 49 Monate seit Pflegeinzidenz in den Jahren 2017 bis 2019 nach Pflegegraden in Monaten

	gesamt	ohne PG	PG 1	PG 2	PG 3	PG 4	PG 5
Konstante	37,8	0,2	8,7	16,7	8,6	3,1	0,8
2018	−0,1	0,1	−0,1	−0,1	0,2	0,0	0,0
2019	0,5	0,0	0,2	0,0	0,3	0,0	0,0
Frauen	3,6	0,0	2,0	2,2	−0,4	−0,2	0,0
Alter 0–14	8,4	0,7	−1,8	4,4	6,1	0,0	−0,3
Alter 15–59	1,6	0,5	3,5	0,5	−1,4	−1,0	−0,1
Alter 60–74	−0,9	0,1	0,3	−0,6	−0,5	−0,2	0,1
Alter 85+	−2,6	−0,1	−1,8	−1,1	0,2	0,1	−0,1
Dekubitus	−3,8	−0,1	−1,6	−2,3	−0,4	0,2	0,3
Immobilität	−0,3	0,0	−0,6	−0,2	0,3	0,0	0,2
Sturzneigung	0,6	0,0	−0,2	0,6	0,3	0,0	−0,1
Diabetes	−0,1	−0,1	0,1	0,3	−0,2	−0,2	−0,1
Stuhlinkontinenz	−3,8	0,0	−1,4	−3,4	−0,8	0,9	0,9
Harninkontinenz	−0,1	0,0	−0,9	−0,5	0,5	0,5	0,2
Gebrechlichkeit	0,1	0,0	−0,3	0,2	0,1	0,1	0,0
Lähmungen	0,4	−0,1	−1,4	−0,9	0,7	1,0	0,9
Atherosklerose	−0,3	0,0	0,1	0,3	−0,3	−0,3	−0,1
Dehydration	−4,2	0,1	−1,5	−2,4	−0,7	0,3	0,1
Mangelernährung	−8,3	0,0	−2,7	−4,3	−1,3	0,0	−0,1
Harnwegsinfekt	−1,0	0,0	−0,7	−0,5	0,0	0,1	0,2
Parkinson	2,3	−0,1	−2,5	−0,6	3,2	1,6	0,6
Demenz	−0,8	−0,1	−3,8	−5,1	3,7	3,4	1,1
Depression	1,6	0,0	0,2	0,7	0,8	0,0	−0,1
Schizophrenie	2,7	0,0	2,3	0,2	0,2	0,1	−0,1
Epilepsie	−1,2	−0,1	−0,5	−1,5	−0,2	0,3	0,7
Multiple Sklerose	5,9	−0,3	−0,1	4,9	2,4	−0,5	−0,9
Krebs	−11,0	−0,1	−3,1	−5,1	−2,2	−0,5	−0,2
Herzinfarkt	−1,1	0,0	−0,2	−0,1	−0,3	−0,3	−0,1
Hirnblutung	−0,6	0,0	−1,8	−2,7	0,8	1,4	1,7
Hirninfarkt	0,8	0,0	−0,7	−0,5	1,1	0,6	0,3
Beckenbruch	0,9	0,2	0,2	1,0	0,1	−0,2	−0,2

	gesamt	ohne PG	PG 1	PG 2	PG 3	PG 4	PG 5
Femurfraktur	1,4	0,3	0,2	1,1	0,1	0,1	−0,1
Asthma	1,9	0,0	0,8	1,4	0,0	−0,2	−0,1
COPD	−1,5	−0,1	−0,4	0,1	−0,5	−0,5	−0,1
Herzinsuffizienz	−3,0	0,0	−0,6	−0,8	−0,7	−0,6	−0,3
Hypertonie	1,0	0,0	0,3	1,4	−0,1	−0,4	−0,2
Infektion	−1,6	0,1	−0,6	−0,6	−0,2	−0,2	0,0
Suchterkrankung	−0,6	0,1	0,0	−0,1	−0,1	−0,2	−0,2
starke Seh- oder Hörbehinderung	2,4	0,0	1,1	1,6	0,2	−0,3	−0,1
verzögerte Rekonvaleszenz	2,0	0,1	−0,3	2,3	0,0	0,0	0,0
Intelligenzminderung	4,8	−0,3	4,8	3,6	−1,9	−1,3	−0,4
Entwicklungsstörung	1,7	−0,6	−3,3	−0,7	4,9	0,6	0,2
sonstige Krankheiten des Gehirns	−3,9	−0,1	−1,7	−2,8	−0,5	0,3	0,8
Downsyndrom	1,8	−0,7	−5,3	−4,1	8,3	2,8	0,1

Anmerkung: Referenzkategorien: 2017, Männer, Alter 75–84 Jahre, jeweils keine Diagnose im aktuellen oder vorherigen Quartal
Quelle: BARMER-Daten 2016–2023, hochgerechnet auf die Bevölkerung Deutschlands

Die Referenzkategorie bilden dabei Männer im Alter von 75 bis 84 Jahren, die im Jahr 2017 mit Pflegegrad 2 und im Pflegegeldbezug pflegebedürftig geworden sind und keine der gelisteten Diagnosestellungen im Quartal des Pflegeeintritts oder im Quartal davor erhalten haben. Für diese Gruppe wird innerhalb des Beobachtungsfensters von 49 Monaten mit dem Regressionsmodell eine durchschnittliche Dauer in Pflegebedürftigkeit von 37,8 Monaten errechnet. Die Pflegeeintrittsjahre 2018 und 2019 verändern diese Dauer nur minimal (−0,1 und +0,5 Monate). Frauen haben unter Kontrolle der weiteren Variablen eine um 3,6 Monate längere Pflegedauer in dem Zeitfenster. Für Kinder ist die Pflegedauer durchschnittlich knapp ein Dreivierteljahr (8,4 Monate) länger als für 75- bis 84-Jährige. In der ältesten Gruppe ist sie hingegen um 2,6 Monate kürzer. Dass Menschen ohne eine Diagnosestellung aus der ambulanten oder stationären medizinischen Versorgung pflegebedürftig werden, ist äußerst unwahrscheinlich. Viele der berücksichtigten Erkrankungen treten bei den Pflegebedürftigen zudem gemeinsam auf. Multimorbidität ist gerade im höheren Alter und besonders bei Pflegebedürftigen weit verbreitet. Zwei

Drittel der über 60-jährigen Pflegebedürftigen haben fünf und mehr der berücksichtigten Erkrankungen (Rothgang et al., 2013, S. 245). Die Erkrankungen, die unter Kontrolle von Geschlecht, Alter und Eintrittsjahr zusätzlich einen Effekt auf längere Pflegedauer haben, sind allen voran Multiple Sklerose (+5,9 Monate), Intelligenzminderung (+4,8 Monate), Schizophrenie (+2,7 Monate), starke Seh- oder Hörbehinderung (+2,4 Monate), Parkinson (+2,3 Monate) und verzögerte Rekonvaleszenz (+2,0 Monate). Dies sind angeborene Erkrankungen und Erkrankungen, die in der Regel nicht erst im höchsten Alter diagnostiziert werden und nicht akut lebensbedrohlich sind. Verkürzend wirken vor allem Krebs (−11,0 Monate), Mangelernährung (−8,3 Monate), Dehydration (−4,2 Monate), sonstige Krankheiten des Gehirns (−3,9 Monate), Stuhlinkontinenz (−3,8 Monate), Dekubitus (−3,8 Monate) und Herzinsuffizienz (−3,0 Monate). Dies sind überwiegend Erkrankungen, die im späteren Lebenslauf diagnostiziert werden und wie Krebs mit einer höheren kurzfristigen Sterbewahrscheinlichkeit verbunden sind (Tabelle 3.8).

Die im Vergleich zu Männern zusätzlichen Pflegezeiten von Frauen fallen überwiegend in die Pflegegrade 1 und 2, während die Zeiten in den Pflegegraden 3 und 4 im Beobachtungsfenster sogar noch minimal kürzer sind als für Männer. Die im Vergleich zur Referenzkategorie längere Pflegebedürftigkeit von Kindern wird überwiegend in den Pflegegraden 2 und 3 verbracht. In der ältesten Gruppe resultierte die geringere Gesamtpflegezeit aus einer geringeren Zeit in Pflegegrad 2 und 3 (Tabelle 3.8). Frauen und Kinder haben in der Beobachtungszeit tendenziell geringere Pflegegrade als Männer und ältere Pflegebedürftige bei gleichen Diagnosestellungen.

Unterschiedliche Effekte auf die Verteilung der Pflegegrade haben auch bestimmte Erkrankungen. Einige Erkrankungen verringern die Zeiten mit geringeren Pflegegraden (1 und 2) und verlängern gleichzeitig die Zeiten mit höheren Pflegegraden (4 und 5). Dazu gehören Dekubitus, Immobilität, Stuhlinkontinenz, Harninkontinenz, Lähmungen, Dehydration, Harnwegsinfektionen, Parkinson, Demenz, Epilepsie, Hirnblutung, Hirninfarkt, Entwicklungsstörungen, sonstige Krankheiten des Gehirns und das Downsyndrom. Umgekehrt gibt es Erkrankungen, die Zeiten mit geringeren Pflegegraden erhöhen und die Zeiten mit höheren Pflegegraden senken oder fast gar nicht erhöhen. Dazu gehören mit geringem Effekt Diabetes, Atherosklerose, Depression, Beckenbruch und Femurfraktur sowie mit größerem Effekt Hypertonie, starke Seh- oder Hörbehinderung und Intelligenz-minderung (Tabelle 3.8).

Fast genau in dem Maße, wie die einzelnen Faktoren die Pflegedauer bestimmen, wirken diese spiegelbildlich auf die durchschnittlichen Zeiten, in denen die Menschen im Beob-achtungsfenster schon verstorben sind. Von den 49 Monaten in der Beobachtung ist die Referenzkategorie durchschnittlich 37,8 Monate pflegebedürftig und 11,0 Monate lang verstorben (Tabelle 3.9). Nur 0,2 Monate dauert die Zeit ohne Pflegedürftigkeit an (Ta-belle 3.8). Die Effekte auf die Zeiten in Behinderteneinrichtungen sind insgesamt sehr klein. Hauptbestimmungsfaktoren sind Intelligenzminderung und das Downsyndrom. Es ist vor allem die Altersklasse der 15- bis 59-Jährigen, die länger in Behinderteneinrich-tungen versorgt wird. Je jünger die Pflegebedürftigen sind, desto länger sind die Zeiten im Pflegegeldbezug und desto kürzer sind die Zeiten mit Pflegesachleistungen oder in voll-stationärer Dauerpflege.

Längere Zeiten im Pflegegeldbezug ergeben sich bei Multipler Sklerose (+8,7 Monate), Entwicklungsstörungen (+5,0 Monate), Parkinson (+3,1 Monate), Downsyndrom (+1,9 Monate), starker Seh- oder Hörbehinderung (+1,9) und Asthma (+1,8 Monate) – also überwiegend bei Erkrankungen, die in jüngeren Jahren oder im mittleren Alter eintre-ten. Um ein bis zwei Monate verlängerte Zeiten mit Sachleistungsbezug ergeben sich bei verzögerter Rekonvaleszenz, Femurfraktur, Beckenbruch, Harninkontinenz, Lähmungen, Schizophrenie und Parkinson. Erkrankungen, die zu längeren Zeiten in vollstationärer Dauerpflege führen, sind Demenz (+4,8 Monate), Schizophrenie (+2,9 Monate) und Hirn-blutung (+1,9 Monate).

Tabelle 3.9: Regression zur Dauer der Pflegebedürftigkeit innerhalb der 49 Monate
seit Pflegeinzidenz in den Jahren 2017 bis 2019 nach Versorgungsarten in Monaten

	gesamt	ohne Haupt-leistung	Pflegegeld	Pflege-sachleistung	Behinderten-einrichtung	vollstationäre Dauerpflege	verstorben
Konstante	37,8	8,5	17,7	6,9	0,7	4,0	11,0
2018	−0,1	0,0	1,1	−0,4	−0,3	−0,4	0,0
2019	0,5	0,3	1,8	−0,7	−0,3	−0,6	−0,5
Frauen	3,6	1,9	−1,4	1,7	−0,2	1,5	−3,6
Alter 0–14	8,4	−1,7	21,5	−6,6	−1,0	−3,8	−9,1
Alter 15–59	1,6	3,6	3,0	−3,5	1,2	−2,7	−2,1
Alter 60–74	−0,9	0,3	1,5	−1,8	0,1	−1,0	0,8
Alter 85+	−2,6	−1,9	−3,5	1,2	0,0	1,5	2,8
Dekubitus	−3,8	−1,5	−3,1	0,5	−0,1	0,4	3,8
Immobilität	−0,3	−0,6	−1,0	0,9	0,0	0,4	0,3
Sturzneigung	0,6	−0,3	−0,4	0,9	−0,1	0,4	−0,6
Diabetes	−0,1	0,1	0,2	0,2	−0,1	−0,5	0,1
Stuhlinkontinenz	−3,8	−1,4	−3,1	−0,2	−0,1	1,0	3,8
Harninkontinenz	−0,1	−0,9	−1,5	1,3	0,1	1,0	0,1
Gebrechlichkeit	0,1	−0,3	−0,2	0,4	0,0	0,2	−0,1
Lähmungen	0,4	−1,4	0,0	1,1	−0,1	0,7	−0,3
Atherosklerose	−0,3	0,1	0,6	−0,4	0,0	−0,5	0,3
Dehydration	−4,2	−1,5	−3,8	0,1	0,0	1,0	4,1
Mangelernäh-rung	−8,3	−2,7	−4,6	−0,6	−0,1	−0,4	8,3
Harnwegsinfekt	−1,0	−0,7	−0,9	0,4	0,0	0,2	0,9
Parkinson	2,3	−2,5	3,1	1,0	−0,1	0,8	−2,1
Demenz	−0,8	−3,8	−1,7	0,1	−0,1	4,8	1,0
Depression	1,6	0,2	0,9	0,4	−0,2	0,2	−1,6
Schizophrenie	2,7	2,1	−6,1	1,1	2,7	2,9	−2,7
Epilepsie	−1,2	−0,5	−1,4	0,1	0,2	0,4	1,2
Multiple Sklerose	5,9	−0,1	8,7	−0,2	−0,9	−1,7	−5,6
Krebs	−11,0	−3,0	−3,8	−1,9	−0,2	−2,1	11,1
Herzinfarkt	−1,1	−0,2	0,0	−0,4	0,0	−0,4	1,0
Hirnblutung	−0,6	−1,8	−1,1	0,5	−0,1	1,9	0,6
Hirninfarkt	0,8	−0,7	0,4	0,2	−0,1	1,0	−0,8

	gesamt	ohne Haupt-leistung	Pflegegeld	Pflege-sachleistung	Behinderten-einrichtung	vollstationäre Dauerpflege	verstorben
Beckenbruch	0,9	0,2	−0,9	1,3	0,0	0,3	−1,1
Femurfraktur	1,4	0,2	−1,1	1,5	0,0	0,8	−1,7
Asthma	1,9	0,8	1,8	0,0	0,0	−0,7	−1,8
COPD	−1,5	−0,4	0,4	−0,4	−0,1	−1,0	1,6
Herzinsuffizienz	−3,0	−0,6	−1,4	−0,2	0,0	−0,8	3,0
Hypertonie	1,0	0,3	1,0	0,4	−0,2	−0,5	−1,0
Infektion	−1,6	−0,6	−1,1	0,3	0,0	−0,2	1,5
Suchterkrankung	−0,6	0,0	−2,1	0,6	0,0	1,0	0,5
starke Seh- oder Hörbehinderung	2,4	1,1	1,9	−0,2	0,0	−0,4	−2,3
verzögerte Re-konvaleszenz	2,0	−0,2	0,8	1,6	0,1	−0,2	−2,1
Intelligenzminde-rung	4,8	4,5	−9,0	−0,5	10,5	−0,7	−4,5
Entwicklungs-störung	1,7	−3,3	5,0	−0,5	0,8	−0,3	−1,1
sonstige Krank-heiten des Ge-hirns	−3,9	−1,7	−2,0	−0,4	0,2	0,1	4,0
Downsyndrom	1,8	−5,3	1,9	−1,2	7,0	−0,7	−1,1

Anmerkung: Referenzkategorien: 2017, Männer, Alter 75-84 Jahre, Inzidenz mit PG 2, Inzidenz mit Pflegegeld, jeweils keine Diagnose im aktuellen oder vorherigen Quartal
Quelle: BARMER-Daten 2016–2023, hochgerechnet auf die Bevölkerung Deutschlands

3.5 Pflegeversicherungsleistungen im Lebensverlauf

Wie hoch sind die Leistungsausgaben der Pflegeversicherung für Pflegebedürftige im gesamten Pflegeverlauf? Diese Frage lässt sich wiederum retrospektiv und prospektiv beantworten. Dazu werden im Folgenden die gesamten Leistungsausgaben von verstorbenen Pflegebedürftigen – retrospektiv – kalkuliert, und es wird eine prospektive Schätzung für die projizierten Pflegeverläufe vorgenommen.

Die für die Pflegeversicherung entstandenen Kosten sind von den Leistungsansprüchen in der jeweiligen Versorgungsart, dem Inanspruchnahmeverhalten, den Preisentwicklungen in der Pflege und der Veränderung der Struktur der Pflegebedürftigen in den einzelnen Jahren abhängig. Sie wären somit über die Jahre auch bei gleichbleibender Struktur der Pflegebedürftigen variabel. Um eine Kostenkalkulation vorzunehmen, welche die retrospektive und prospektive Methodik vergleichbar macht, werden im Folgenden beide Methoden mit den Leistungssummen aus dem Jahr 2023 kalkulieren. Dazu wurden für das Jahr 2023 alle Versicherungsleistungen je pflegebedürftige Person und Versorgungsart zusammengefasst. Es wurde somit für jeden Monat für alle Pflegebedürftigen in den einzelnen Versorgungsarten die durchschnittliche Leistungssumme ermittelt, die sich für sie aus den BARMER-Daten ergeben hat. Diese durchschnittlichen Leistungssummen lassen sich dann mit den Zeiten der im Jahr 2023 Verstorbenen in den einzelnen Leistungsarten multiplizieren und ergeben somit die Gesamtausgaben für verstorbene Pflegebedürftige in den Leistungsmöglichkeiten zum Jahr 2023. Ebenso werden diese durchschnittlichen Leistungssummen auf die prospektiv ermittelten Zeiten in Pflegebedürftigkeit von im Jahr 2023 inzident Pflegebedürftigen angewendet. Während für die retrospektive Betrachtung die erfassten Zeiten von Verstorbenen in den einzelnen Versorgungsarten zugrunde gelegt werden, werden für die prospektive Betrachtung die Verteilungen der Versorgungsarten aller im Jahr 2023 pflegebedürftigen Personen auf die kalkulierten Pflegedauern der im Jahr 2023 inzident pflegebedürftigen Personen angewandt.

Nach der Hochrechnung mit den BARMER-Daten sind im Jahr 2023 für Pflegebedürftige, die im jeweiligen Monat keine Hauptpflegeleistungen erhalten haben, im Durchschnitt monatlich 70 Euro gezahlt worden. Dies betrifft die Pflegebedürftigen mit Pflegegrad 1. Für Pflegebedürftige im Pflegegeldbezug entstanden monatliche Ausgaben von 678 Euro. Für Pflegebedürftige im Sachleistungsbezug waren es 1.038 Euro, für Pflegebedürftige in Behinderteneinrichtungen 329 Euro und für Pflegebedürftige in vollstationärer Dauerpflege 2.143 Euro (Tabelle 3.10). Multipliziert mit den Dauern in den einzelnen Versorgungsarten der Verstorbenen des Jahres 2023 (Abbildung 3.4) kämen folgende Leistungen unter den Bedingungen von 2023 und in Preisen von 2023 zustande: 3,4 Monate mit 70 Euro (ohne Hauptleistung), 19,4 Monate mit 678 Euro (Pflegegeld), 11,6 Monate mit 1.038 Euro (Pflegesachleistungen), 0,8 Monate mit 329 Euro (Behinderteneinrichtung) und 11,2 Monate mit 2.143 Euro (stationäre Dauerpflege). In der Summe sind das rund 50.000 Euro, die im Lebenslauf in Preisen und Leistungen von 2023 pro verstorbenem Pflegebedürftigen des Jahres 2023 angefallen sind (Tabelle 3.10).

Tabelle 3.10: Summe der Versicherungsleistungen für verstorbene Pflegebedürftige im Jahr 2023 in Leistungen und Preisen von 2023

Leistungsart	Pflegedauer in Monaten von verstorbenen Pflegebedürftigen im Jahr 2023	Monatliche Versicherungsleistungen im Jahr 2023	gesamte Versicherungsleistungen für verstorbene Pflegebedürftige in Leistungen und Preisen von 2023
ohne Leistung	3,4	70,17	238,58
Pflegegeld	19,4	677,63	13.146,00
Pflegesachleistung	11,6	1.037,79	12.038,33
Behinderteneinrichtung	0,8	328,78	263,02
stationäre Dauerpflege	11,2	2.142,63	23.997,45
Summe	46,4		49.683,37

Quelle: BARMER-Daten 2016–2023, hochgerechnet auf die Verstorbenen beziehungsweise die Bevölkerung der Bundesrepublik Deutschland; Statistisches Bundesamt (2024c, 2024d)

In der prospektiven Kalkulation der Zeiten in Pflegebedürftigkeit wurden zuletzt siebeneinhalb Jahre beziehungsweise 90 Monate ermittelt (Tabelle 3.5). Im Jahr 2023 verteilten sich nach den Auswertungen der BARMER-Daten die Pflegebedürftigen in folgenden Anteilen auf die verschiedenen Leistungsbereiche: 14,5 Prozent in vollstationärer Dauerpflege, 3,2 Prozent in Behinderteneinrichtungen, 17,4 Prozent im Sachleistungsbezug, 49,7 Prozent im Pflegegeldbezug und 15,2 Prozent ohne diese Hauptpflegeleistungen (Tabelle 3.11). Wird die Gesamtdauer der projizierten Pflegedauer von 90 Monaten mit den Anteilen in den Versorgungsarten multipliziert, ergeben sich die jeweiligen Verweildauern in Monaten. Nach Multiplikation mit den durchschnittlichen monatlichen Versicherungsleistungen ergeben sich Gesamtausgaben von über 76.000 Euro für die Pflegeversicherung. Diese setzen sich im Wesentlichen zusammen aus 30.000 Euro Pflegegeldleistungen, 28.000 Euro für vollstationäre Dauerpflege und 16.000 Euro für Pflegesachleistungen (Tabelle 3.11). Im Vergleich der im Jahr 2023 inzident Pflegebedürftigen zu den im Jahr 2023 verstorbenen Pflegebedürftigen ergibt sich somit eine Steigerung der Pflegeversicherungsleistungen pro Pflegeverlauf von über 50 Prozent. Die gesamte in Pflegebedürftigkeit verbrachte Zeit hat sich aber im Vergleich der verstorbenen zu den inzident Pflegebedürftigen des Jahres 2023 um 94 Prozent erhöht. Dass diese Steigerung der Leistungsausgaben deutlich unterhalb der Steigerung in der gesamten in Pflegebedürftigkeit verbrachten Dauer liegt, ist darauf zurückzuführen, dass insbeson-

2023: Pflegeverläufe von inzident Pflegebedürftigen mehr als 50 % teurer als von verstorbenen Pflegebedürftigen

dere die Zeiten ohne Hauptleistungen und mit Pflegegeldbezug bei prospektiver Betrachtung höher sind als bei retrospektiver und dafür niedrigere Kosten pro Monat anfallen als für Monate im Pflegeheim oder Pflegesachleistungsbezug (Tabelle 3.10 und Tabelle 3.11).

Tabelle 3.11: Prospektive Kalkulation der Leistungssummen der Pflegeversicherung je pflegebedürftige Person in Leistungen von 2023

Leistungsart	Anteil der Zeit nach der Verteilung der Versorgungsarten im Jahr 2023 in Prozent	Pflege-dauer in Mona-ten	durchschnittliche monatliche Versicherungsleistung im Jahr 2023	Leistungssummen je Leistungsart bei prognostizierter Gesamtzeit von 90 Monaten
ohne Hauptleistung	15,2	13,7	70,17	959,93
Pflegegeld	49,7	44,7	677,63	30.310,39
Pflegesachleistung	17,4	15,7	1.037,79	16.251,79
Behinderteneinrichtung	3,2	2,9	328,78	946,89
vollstationäre Dauerpflege	14,5	13,1	2.142,63	27.961,32
Summe	100	90		76.430,31

Quelle: BARMER-Daten 2023, hochgerechnet auf die Bevölkerung Deutschlands

3.6 Fazit
3.6.1 Pflegeinzidenz, Pflegeprävalenz und Pflegedauer

Sowohl die Pflegeinzidenz als auch die Pflegeprävalenz steigen mit dem Alter und beide sind für Frauen höher als für Männer. Zudem steigen sowohl die Inzidenzen als auch die Prävalenzen im Zeitraum von 2017 bis 2023 an (Tabelle 3.1 bis Tabelle 3.4). Diese Trends bleiben in abgemilderter Form überwiegend auch im Regressionsmodell bestehen, in dem die Effekte dieser Faktoren gemeinsam mit verschiedenen Diagnosestellungen analysiert wurden (Tabelle A 1 bis Tabelle A 4). Die Wahrscheinlichkeit einer Pflegeinzidenz wird am stärksten durch Mangelernährung, Dehydration, Demenz, das Downsyndrom und Stuhlinkontinenz, die Wahrscheinlichkeit einer Pflegeprävalenz wird am stärksten durch das Downsyndrom, die Intelligenzminderung, die Demenz, Lähmungen, Entwicklungsstörungen und Parkinson erhöht. Alle Erkrankungen, die in der bisherigen Forschung als risikosteigernd für die Pflegebedürftigkeit ausgewiesen wurden, haben sich auch in den hier vorgenommenen Analysen als risikosteigernd gezeigt.

Die Pflegedauer ist für die Verstorbenen der Jahre 2016 bis 2023 von 3,3 Jahren auf 3,9 Jahre gestiegen, wobei sich vor allem die Zeiten ohne Hauptleistung oder mit Pflegegeldbezug verlängert haben. Die Erfassung der Dauer zum Stichtag zeigt kaum Veränderungen. Die jeweils aktuelle Pflegedauer bleibt ziemlich konstant bei etwa fünf Jahren. Nach der prospektiven Methode zeigen sich aber ebenso wie bei der Messung der Pflegedauern von Verstorbenen steigende Pflegedauern. Für die Jahre 2016 bis 2022 wurde eine zu erwartende Pflegezeit von 5,7 Jahren ab dem Jahr 2016 bis 7,5 Jahre (= 90 Monate) ab dem Jahr 2022 kalkuliert. Die erwartete durchschnittliche Zeit in Pflege ist dabei für Männer und Frauen gleich lang. Für das Eintrittsalter ab 60 Jahre ist eine Steigerung von vier Jahren (auf Basis der Daten von 2016) auf fünf Jahre (auf Basis des Jahres 2022) kalkuliert. Für Pflegebedürftige, die ab diesem Alter pflegebedürftig werden, ergeben sich für Frauen eineinhalb Jahre längere Zeiten in Pflegebedürftigkeit als für Männer. Diese Unterschiede zwischen Frauen und Männern je nach berücksichtigtem Pflegeeintrittsalter ergeben sich aus den Pflegewahrscheinlichkeiten insgesamt. Im Kindesalter gibt es mehr Jungen als Mädchen, die pflegebedürftig sind, und im höheren Alter ist es umgekehrt.

In den Regressionsmodellen zur Pflegedauer innerhalb von 49 Monaten ab Pflegebeginn in den Jahren 2017 bis 2019 konnten die Effekte von Alter, Geschlecht und Erkrankungen auf die Pflegedauer berechnet werden. Auch unter Kontrolle von Erkrankungen zum Pflegebeginn zeigen sich für Kinder um 8,4 Monate längere Pflegedauern als für 75- bis 84-jährige Pflegebedürftige und für Frauen um 3,6 Monate längere Pflegedauern als für Männer. Längere Pflegedauern zeigen sich allen voran bei Multipler Sklerose (+5,8 Monate), Intelligenzminderung (+4,8 Monate), Schizophrenie (+2,7 Monate), starker Seh- oder Hörbehinderung (+2,4 Monate), Parkinson (+2,3 Monate) und verzögerter Rekonvaleszenz (+2,0 Monate). Verkürzend wirken vor allem Krebs (−11,0 Monate), Mangelernährung (−8,3 Monate), Dehydration (−4,2 Monate), sonstige Krankheiten des Gehirns (−3,9 Monate), Stuhlinkontinenz (−3,8 Monate), Dekubitus (−3,8 Monate) und Herzinsuffizienz (−3,0 Monate).

3.6.2 Pflegeversicherungsleistungen

Für die verstorbenen Pflegebedürftigen und die inzident Pflegebedürftigen des Jahres 2023 wurden die Pflegeversicherungsleistungen im Lebensverlauf unter den leistungsrechtlichen Bedingungen des Jahres 2023 ermittelt, um die Unterschiede zwischen den vergangenen und den zukünftigen Leistungssummen zu verdeutlichen. Es sind bewusst nicht die tatsächlichen Leistungssummen der vergangenen Jahre und die fiktiven Leistungssummen der kommenden Jahre berücksichtigt worden, weil diese den leistungsrechtlichen Anpassungen unterliegen und damit nicht mehr vergleichbar wären. Für den Vergleich sind auf Grundlage der effektiv in Anspruch genommenen Leistungen für die Pflegebedürftigen des Jahres 2023 die durchschnittlichen monatlichen Leistungssummen beim Bezug von Pflegegeld, Pflegesachleistungen, Pflege in Behinderteneinrichtungen und in vollstationärer Dauerpflege sowie für Zeiten ohne diese Hauptleistungen ermittelt worden. Multipliziert mit den durchschnittlichen Zeiten von verstorbenen Pflegebedürftigen des Jahres 2023 in den einzelnen Versorgungsarten ergeben sich in der Summe Leistungsausgaben der Pflegeversicherung von rund 50.000 Euro pro pflegebedürftige Person. Für die projizierten Zeiten inzident Pflegebedürftiger des Jahres 2023 wurden die beobachtbaren Inanspruchnahmequoten der einzelnen Leistungen durch die Gesamtheit aller Pflegebedürftigen des Jahres 2023 zugrunde gelegt. Werden die durchschnittlichen monatlichen Leistungssummen mit den einzelnen Inanspruchnahmequoten und den projizierten Zeiten in Pflegebedürftigkeit inzident Pflegebedürftiger des Jahres 2023 multipliziert, resultieren daraus Leistungsausgaben im Lebensverlauf von rund 76.000 Euro je pflegebedürftige Person. Damit haben sich die gesamten Leistungsausgaben im Lebensverlauf je pflegebedürftige Person um mehr als 50 Prozent erhöht. Dabei sind weitere Anpassungen, die sich durch erhöhte Leistungen und nach der Verweildauer gestaffelte Leistungszuschläge ergeben, noch nicht berücksichtigt.

Derzeit wird diskutiert, dass die pflegebedingten Eigenanteile in Pflegeheimen auch von der Pflegekasse übernommen werden sollen. Im Durchschnitt lagen diese im Sommer 2024 bei 895 Euro pro Monat (siehe Kapitel 2.2.2). Multipliziert mit den projizierten Zeiten im Pflegeheim von 14,5 Monaten, resultierten daraus weitere Leistungsausgaben je Pflegeverlauf von knapp 13.000 Euro. Inwiefern weitergehende Pflegereformen umgesetzt werden, ist derzeit noch nicht ersichtlich. Veränderungen im Leistungsrecht werden aber entsprechende Auswirkungen auf die Leistungssummen im Lebensverlauf der Pflegebedürftigen haben.

Anhang

4 Anhang

4.1 Amtliche und halbamtliche Daten zur Pflegebedürftigkeit
4.1.1 Pflegestatistik

berücksichtigter
Personenkreis der
Pflegestatistik

Die Pflegestatistik nach § 109 SGB XI wird seit 1999 zweijährlich im Dezember erhoben und bezieht sich auf das gesamte Versorgungssystem in Deutschland. Sie beruht auf zwei Erhebungen der Statistischen Ämter der Länder und des Bundes: einer Erhebung bei den Leistungsanbietern (ambulante und stationäre Pflegeeinrichtungen) über erbrachte Leistungen und die personelle Ausstattung der Einrichtungen sowie einer Erhebung bei den Kostenträgern (den Pflegekassen und den privaten Versicherungsunternehmen) über die Leistungsgewährung und die Leistungsempfänger. Die Pflegestatistik dient vor allem dazu, die Situation in den Pflegeheimen und den ambulanten Diensten zu beschreiben (Statistisches Bundesamt, 2022b). Sie berichtet vollständig über die Leistungserbringer, die Versicherten der sozialen Pflegeversicherung (SPV) und der privaten Pflegepflichtversicherung (PPV) und berücksichtigt auch die Personen in stationärer Pflege, bei denen der Pflegegrad noch nicht festgestellt wurde. Es fehlen allerdings Informationen über die Pflegebedürftigen in Einrichtungen der Hilfe für behinderte Menschen. Für die Berichtsjahre 2017 und 2019 wurde die Zahl der Pflegebedürftigen mit Pflegegrad 1 in der Pflegestatistik deutlich unterschätzt. Diese Unterschätzung ist mit dem Berichtsjahr 2021 behoben (Statistisches Bundesamt, 2022b).

Die Pflegestatistik weist die Gesamtzahl der Beschäftigten unabhängig vom Arbeitszeitmodell aus. Teilzeitkräfte, geringfügig Beschäftigte und Auszubildende stehen aber in unterschiedlichem zeitlichen Ausmaß für den Dienst zur Verfügung. Um dem Rechnung zu tragen, werden in diesem Report Vollzeitäquivalente (VZÄ) gebildet, es erfolgt also eine Umrechnung auf die volle tarifliche Arbeitszeit. Überstunden und Bereitschaftsdienste werden nicht in die Berechnung einbezogen.

Berechnung der
Vollzeitäquivalente

Die Berechnung der VZÄ wird entsprechend den Vorgaben des Statistischen Bundesamts (Statistisches Bundesamt, 2020, S. 8) durchgeführt: vollzeitbeschäftigt (Faktor 1), teilzeitbeschäftigt über 50 Prozent (Faktor 0,75), teilzeitbeschäftigt 50 Prozent und weniger, aber nicht geringfügig beschäftigt (Faktor 0,45), geringfügig beschäftigt (Faktor 0,25), Auszubildende, (Um-)Schüler (Faktor 0,5), Helfer im freiwilligen sozialen Jahr (Faktor 1), Zivildienstleistende und Helfer im Bundesfreiwilligendienst (Faktor 1) und Praktikant außerhalb einer Ausbildung (Faktor 0,5).

4.1.2 Kassenstatistik der sozialen Pflegeversicherung (SPV)

Die Kassenstatistik wird zwar jährlich erhoben, ist in der Regel aktueller als die Pflegestatistik und umfasst auch Informationen zum Finanzierungsaufwand, aber sie bezieht sich nur auf die Versorgung der Versicherten der SPV. Daher kann allein mit der Kassenstatistik kein vollständiger Überblick über die Pflegebedürftigkeit in Deutschland gewonnen werden. Allerdings sind in diesen Daten – anders als in der Pflegestatistik – auch Pflegebedürftige in Einrichtungen der Hilfe für behinderte Menschen berücksichtigt. Bei den Daten der SPV stehen vor allem Fragen der Ausgabenentwicklung und der Finanzierung im Vordergrund. Der Berichtszeitraum umfasst die gesamte Zeit seit Einführung der Pflegeversicherung. Informationen über die Leistungsanbieter sind nicht enthalten. Es wird lediglich die Leistungsinanspruchnahme der Versicherten beschrieben.

Für die Fallzahlendarstellung in diesem Report wird aus der Kassenstatistik die Leistungsempfängerstatistik PG 2 verwendet. In dieser werden zu den Stichtagen 30. Juni und 31. Dezember eines jeden Jahres alle Leistungsempfänger von SGB-XI-Leistungen erfasst. Diese liefern Informationen zu ambulanten und stationären Leistungen sowie zu den Pflegegraden.

Leistungsempfängerstatistik PG 2

Da die Daten der SPV nicht umfassend und auch nicht regional differenzierbar sind, werden diese Daten in der Routineberichterstattung in Kapitel 2 vornehmlich zur Beschreibung der Finanzierung durch die SPV verwendet. Grundlage dafür ist die Finanzstatistik der Pflegekassen PV 45. In der Finanzstatistik der Pflegekassen werden jährliche Ausgaben und Einnahmen der Pflegekassen erhoben und durch das BMG veröffentlicht.

Finanzstatistik der Pflegekassen PV 45

4.1.3 Verband der privaten Krankenversicherung e. V. (PKV)

Informationen zu den Pflegebedürftigen, die in der privaten Pflegepflichtversicherung (PPV) versichert sind, werden an das BMG gemeldet und ebenfalls vom Ministerium veröffentlicht. Berichterstattungen über die Begutachtung und Versorgung von Versicherten der PPV sowie den entsprechenden Finanzierungsaufwand erfolgen in jährlichen Berichten des PKV-Verbands, sind aber nicht so detailliert wie die Pflegestatistik und erscheinen in aller Regel verzögert. Die Statistik der PKV bietet vor allem Informationen zur Finanzentwicklung der PPV.

4.1.4 Medizinischer Dienst Bund (MD-Bund)

Begutachtungen
in der SPV

Der MD-Bund ist seit dem 1. Januar 2022 Rechtsnachfolger des Medizinischen Dienstes des Spitzenverbands Bund der Krankenkassen (MDS) und führt seither intern Statistiken über die Zahl und die Art der Begutachtungen. Die Begutachtungsstatistik des MD-Bund wird jährlich erhoben und liefert Informationen darüber, wie viele Personen mit welchem Pflegegrad begutachtet wurden. Diese Statistik bezieht sich ebenso wie die Kassenstatistik nur auf die Versicherten der SPV. Unterschieden wird dabei zwischen Erstbegutachtungen, Widerspruchsbegutachtungen und Änderungs- oder Wiederholungsbegutachtungen. Weitere Unterscheidungsmerkmale sind die Begutachtungsergebnisse in Form von Pflegegraden sowie Alter, Geschlecht, Empfehlungen zu rehabilitativen Maßnahmen und pflegebegründende Diagnosen. Die Standardberichterstattung ist deutlich eingeschränkt worden, aber erforderliche Daten können direkt beim MD-Bund angefragt werden.

4.1.5 MEDICPROOF

Begutachtungen
in der PPV

Für die Privatversicherten übernimmt die MEDICPROOF GmbH die Begutachtungen. Die Ergebnisse der Begutachtungen werden jährlich online veröffentlicht. Sie umfassen Auftragseingänge, Arten der Begutachtungen und Differenzierungen nach Pflegegraden.

4.2 BARMER-Daten

Eine weitere zentrale Datenquelle für diesen Report sind die Routinedaten der BARMER. Prozessproduzierte Routinedaten von Kranken- und Pflegekassen haben generell ein großes Potenzial für die Versorgungsforschung, insbesondere, weil sie sektorübergreifend Informationen zum Leistungsgeschehen sehr großer Populationen enthalten. Für die Auswertungen berücksichtigt sind Daten von mehr als acht Millionen Versicherten der BARMER. Das sind mehr als jeder Zehnte der Bundesbevölkerung beziehungsweise rund jeder Achte der GKV-Versicherten.

Der größte Vorzug der Routinedaten gegenüber den Daten der Kassenstatistik des BMG oder der Pflegestatistik liegt sicherlich in ihrer Struktur als Individualdaten. Während mit den amtlichen Statistiken nur Querschnitt- und Zeitreihenbetrachtungen möglich sind, eignen sich die Routinedaten auch für Analysen im Zeitverlauf einzelner Personen(gruppen).

4.2.1 Zuordnung von Pflegeleistungen und Pflegegraden

Die Schweregrade der Pflegebedürftigkeit werden in diesem Report als Pflegegrade dargestellt. Bis zum 31. Dezember 2016 galten die Pflegestufen und die Einordnung als Personen mit eingeschränkter Alltagskompetenz (PEA) als Gradmesser. Verbleibende Kodierungen in den Daten wurden entsprechend dem Überleitungsschlüssel aus § 140 SGB XI in Pflegegrade umkodiert.

Umkodierung
in Pflegegrade

In den Auswertungen erfolgt eine Zuordnung zum Leistungsbezug und zum Pflegegrad dann, wenn innerhalb eines Monats eine entsprechende Leistung bezogen wurde beziehungsweise ein Pflegegrad vorlag. Die Zuordnung erfolgt hierarchisch für die Pflegegrade und die Pflegeleistungen. Liegen im Monat zwei verschiedene Pflegegrade vor, wird der höhere verwendet. Die Leistungen werden in folgender Weise hierarchisch überschrieben: vollstationäre Dauerpflege, Pflege in Behinderteneinrichtungen, Pflegesachleistungen vor Pflegegeld. Das Vorliegen eines Pflegegrads ist aber Voraussetzung für die Berücksichtigung. Kurze Lücken in der Erfassung der Pflegegrade von bis zu einem Monat sind durch die vorherigen Pflegegrade aufgefüllt worden. Für Episoden mit ausgewiesenem Pflegegrad (2 bis 5) sind Nachträge beim Pflegegeldbezug vorgenommen worden, wenn keine Einträge bezüglich Pflegegeld, Pflegesachleistung, vollstationärer Dauerpflege oder Hilfe für Pflegebedürftige in Behinderteneinrichtungen vorlagen. Umgekehrt sind Pflegegeldeinträge für Pflegebedürftige mit Pflegegrad 1 gelöscht worden.

Zuordnung zum
Leistungsbezug

4.2.2 Selektionen

nur mit gültigen Werten
und Vorversichertenzeit

Für die Auswertungen sind die zugrundeliegenden Daten verwendet worden, wenn gültige Werte bezüglich Geburtsjahr und Geschlecht vorlagen und als Wohnort eine Region in Deutschland angegeben ist. Für die Inzidenzbestimmung und die Verläufe inzidenter Fälle in Kapitel 2 sind weitere Selektionen notwendig: Alle Versicherten außer den 0- bis 1-Jährigen mussten für jeden Beobachtungsmonat eine Vorversichertenzeit von mindestens einem Jahr aufweisen. Als inzidenter Fall ist eine Pflegeepisode in den Auswertungen dann bewertet, wenn in den zurückliegenden zwölf Monaten vor Beginn der Pflegebedürftigkeit keine Episode einer vorangegangenen Pflegebedürftigkeit und kein Anspruch wegen eingeschränkter Alltagskompetenz vorgelegen hat. Damit in allen Auswertungen die Ausgangspopulation dieselbe ist, wurden diese Selektionen durchgängig verwendet. In Kapitel 3 werden für die Bestimmung der Pflegedauern sogar Vorversichertenzeiten von mindestens fünf Jahren zur Bedingung gemacht, um ein möglichst umfassendes Bild des Pflegeverlaufs zu erhalten.

4.2.3 Hochrechnung und Gewichtung

Hochrechnung nach
Alter, Geschlecht und
Bundesland

Ein häufig genannter Einwand in Bezug auf die Eignung der Routinedaten für Analysen bezieht sich auf die Repräsentativität der Daten für Deutschland. So unterscheidet sich die Alters- und Geschlechterstruktur der Versicherten teilweise von der Struktur der Bevölkerung Deutschlands. Zur Lösung dieses Problems wurden bei aggregierten Analysen die Ergebnisse nach Alter, Geschlecht und Bundesland auf die Bevölkerung Deutschlands der jeweiligen Jahre (Statistisches Bundesamt, 2023a) hochgerechnet. Dennoch können auch darüber hinaus Unterschiede zur Bevölkerung in Deutschland bestehen, die in erster Linie durch eine unterschiedliche Morbiditätsstruktur in den unterschiedlichen Krankenkassen begründet liegen (Hoffmann & Koller, 2017).

4.2.4 Limitierungen der BARMER-Daten

Hochrechnungen der
BARMER-Daten weisen
geringere Fallzahlen aus.

Die Hochrechnungen zur Zahl der Pflegebedürftigen unterscheiden sich von den Angaben in der Pflegestatistik. Während in der Pflegestatistik 2021 4.961.146 Pflegebedürftige ausgewiesen werden (Statistisches Bundesamt, 2022b), beläuft sich die Hochrechnung der BARMER-Daten auf 4.514.383 Pflegebedürftige. Das ist eine um neun Prozent geringere Fallzahl. Ein Teil der Unterschätzung ist ein Artefakt und resultiert daraus, dass die Hochrechnungen im Jahresdurchschnitt erfolgen, während die Daten der Pflegestatistik vom Dezember des Erhebungsjahres stammen.

4.2.5 Ergänzende Tabellen zu Kapitel 3

Tabelle A 1: Regression zur Wahrscheinlichkeit, innerhalb eines Monats pflegebedürftig zu werden, nach Pflegegraden in Prozent

	gesamt	in PG 1	in PG 2	in PG 3	in PG 4	in PG 5
Konstante	0,09	0,06	0,04	−0,01	−0,01	0,00
Frauen	0,00	0,01	0,00	−0,01	0,00	0,00
Alter 0–14	−0,12	−0,07	−0,05	0,01	0,01	0,00
Alter 15–59	−0,14	−0,08	−0,07	0,00	0,01	0,00
Alter 60–74	−0,16	−0,08	−0,08	0,00	0,01	0,00
Alter 85+	1,06	0,31	0,55	0,17	0,04	0,01
2018	0,00	0,00	0,00	0,00	0,00	0,00
2019	0,00	0,00	0,00	0,00	0,00	0,00
2020	0,01	0,00	0,01	0,00	0,00	0,00
2021	0,02	0,01	0,01	0,00	0,00	0,00
2022	0,02	0,01	0,01	0,00	0,00	0,00
2023	0,04	0,02	0,02	0,00	0,00	0,00
Dekubitus	1,40	0,21	0,59	0,35	0,21	0,11
Immobilität	1,38	0,24	0,67	0,34	0,14	0,06
Sturzneigung	0,30	0,10	0,15	0,05	0,01	0,00
Diabetes	0,05	0,03	0,02	0,00	0,00	0,00
Stuhlinkontinenz	2,36	0,15	0,82	0,73	0,53	0,30
Harninkontinenz	0,47	0,09	0,21	0,12	0,05	0,02
Gebrechlichkeit	0,20	0,06	0,11	0,03	0,01	0,00
Lähmungen	1,01	0,18	0,40	0,23	0,13	0,10
Atherosklerose	0,00	0,01	0,01	−0,01	−0,01	0,00
Dehydration	3,45	0,45	1,54	0,99	0,52	0,18
Mangelernährung	3,61	0,40	1,49	1,08	0,64	0,22
Harnwegsinfekt	0,30	0,05	0,14	0,07	0,04	0,02

	gesamt	in PG 1	in PG 2	in PG 3	in PG 4	in PG 5
Parkinson	1,11	0,23	0,60	0,26	0,03	0,00
Demenz	2,80	0,38	1,26	0,96	0,27	0,06
Depression	0,01	0,02	0,01	0,00	−0,01	0,00
Schizophrenie	0,23	0,10	0,10	0,04	0,01	0,00
Epilepsie	0,17	0,04	0,06	0,04	0,02	0,02
Multiple Sklerose	−0,02	0,05	0,01	−0,03	−0,03	−0,02
Krebs	0,18	0,02	0,06	0,06	0,04	0,01
Herzinfarkt	0,15	0,04	0,08	0,03	0,01	0,00
Hirnblutung	1,13	0,07	0,35	0,32	0,23	0,22
Hirninfarkt	0,67	0,11	0,29	0,17	0,07	0,04
Beckenbruch	1,01	0,29	0,54	0,17	0,04	0,00
Femurfraktur	1,96	0,48	1,05	0,38	0,12	0,03
Asthma	−0,04	0,00	−0,02	−0,01	−0,01	0,00
COPD	0,14	0,06	0,07	0,01	0,00	0,00
Herzinsuffizienz	0,50	0,13	0,26	0,09	0,03	0,01
Hypertonie	−0,02	0,00	−0,01	−0,01	0,00	0,00
Infektion	0,06	0,01	0,03	0,01	0,01	0,00
Suchterkrankung	0,02	0,01	0,01	0,00	0,00	0,00
starke Seh- oder Hörbehinderung	−0,09	−0,01	−0,04	−0,03	−0,01	−0,01
verzögerte Rekonvaleszenz	1,62	0,26	0,98	0,35	0,10	0,03
Intelligenz-minderung	0,24	0,14	0,12	0,01	−0,02	−0,01
Entwicklungs-störung	0,33	0,04	0,16	0,12	0,01	0,00
sonstige Krank-heiten des Gehirns	0,33	0,03	0,09	0,09	0,07	0,06
Downsyndrom	2,57	0,13	0,95	1,16	0,37	0,01

Anmerkung: Referenzkategorien: 2017, Männer, Alter 75–84 Jahre, jeweils keine Diagnose im aktuellen oder vorherigen Quartal
Quelle: BARMER-Daten 2016–2023, hochgerechnet auf die Bevölkerung Deutschlands

Tabelle A 2: Regression zur Wahrscheinlichkeit, innerhalb eines Monats pflegebedürftig zu werden, nach Versorgungsart in Prozent

	gesamt	mit Pfle-gegeld	mit Pflege-sachleistung	Behinderten-einrichtung	vollstationäre Dauerpflege
Konstante	0,09	0,04	−0,01	0,00	−0,01
Frauen	0,00	−0,01	0,00	0,00	0,00
Alter 0–14	−0,12	−0,04	0,00	0,00	0,00
Alter 15–59	−0,14	−0,06	0,00	0,00	0,00
Alter 60–74	−0,16	−0,07	−0,01	0,00	0,00
Alter 85+	1,06	0,38	0,35	0,00	0,05
2018	0,00	0,00	0,00	0,00	0,00
2019	0,00	0,00	0,00	0,00	0,00
2020	0,01	0,01	0,00	0,00	0,00
2021	0,02	0,01	0,00	0,00	0,00
2022	0,02	0,02	0,00	0,00	0,00
2023	0,04	0,02	0,00	0,00	0,00
Dekubitus	1,40	0,37	0,74	0,00	0,14
Immobilität	1,38	0,44	0,66	0,00	0,12
Sturzneigung	0,30	0,11	0,09	0,00	0,01
Diabetes	0,05	0,03	0,00	0,00	0,00
Stuhlinkontinenz	2,36	0,53	1,45	0,00	0,37
Harninkontinenz	0,47	0,14	0,21	0,00	0,05
Gebrechlichkeit	0,20	0,07	0,07	0,00	0,01
Lähmungen	1,01	0,41	0,36	0,00	0,09
Atherosklerose	0,00	0,01	−0,02	0,00	−0,01
Dehydration	3,45	1,01	1,88	0,00	0,32
Mangelernährung	3,61	1,31	1,81	0,00	0,28
Harnwegsinfekt	0,30	0,09	0,15	0,00	0,02
Parkinson	1,11	0,70	0,20	0,00	0,01
Demenz	2,80	1,26	1,04	0,01	0,24
Depression	0,01	0,01	−0,01	0,00	0,00
Schizophrenie	0,23	0,04	0,06	0,02	0,02
Epilepsie	0,17	0,08	0,05	0,00	0,01
Multiple Sklerose	−0,02	0,02	−0,07	0,00	−0,02

	gesamt	mit Pfle-gegeld	mit Pflege-sachleistung	Behinderten-einrichtung	vollstationäre Dauerpflege
Krebs	0,18	0,12	0,05	0,00	0,00
Herzinfarkt	0,15	0,07	0,05	0,00	0,01
Hirnblutung	1,13	0,39	0,54	0,00	0,18
Hirninfarkt	0,67	0,27	0,25	0,00	0,06
Beckenbruch	1,01	0,30	0,41	0,00	0,05
Femurfraktur	1,96	0,50	0,93	0,00	0,15
Asthma	−0,04	−0,01	−0,02	0,00	0,00
COPD	0,14	0,07	0,01	0,00	0,00
Herzinsuffizienz	0,50	0,19	0,17	0,00	0,02
Hypertonie	−0,02	0,00	−0,01	0,00	0,00
Infektion	0,06	0,02	0,03	0,00	0,00
Suchterkrankung	0,02	0,00	0,00	0,00	0,00
starke Seh- oder Hörbehinderung	−0,09	−0,03	−0,05	0,00	−0,01
verzögerte Rekonvaleszenz	1,62	0,47	0,88	0,00	0,10
Intelligenz-minderung	0,24	0,03	−0,03	0,10	−0,01
Entwicklungs-störung	0,33	0,31	−0,02	0,00	0,00
sonstige Krank-heiten des Gehirns	0,33	0,14	0,13	0,00	0,03
Downsyndrom	2,57	2,19	−0,03	0,31	−0,01

Anmerkung: Referenzkategorien: 2017, Männer, Alter 75–84 Jahre, jeweils keine Diagnose im aktuellen oder vorherigen Quartal
Quelle: BARMER-Daten 2016–2023, hochgerechnet auf die Bevölkerung Deutschlands

Tabelle A 3: Regression zur Wahrscheinlichkeit, pflegebedürftig zu sein, nach Pflegegraden in Prozent

	gesamt	in PG 1	in PG 2	in PG 3	in PG 4	in PG 5
Konstante	4,74	1,11	2,84	0,72	0,03	0,04
Frauen	0,41	0,19	0,27	−0,06	−0,04	0,04
Alter 0–14	−5,46	−1,53	−2,98	−0,77	−0,07	−0,10
Alter 15–59	−6,05	−1,65	−3,35	−1,02	−0,03	0,00
Alter 60–74	−5,67	−1,53	−3,22	−0,99	0,01	0,06
Alter 85+	23,84	2,33	10,77	6,92	3,00	0,83
2018	0,38	0,19	0,08	0,10	0,01	−0,01
2019	0,66	0,33	0,16	0,17	0,02	−0,01
2020	1,04	0,43	0,28	0,28	0,05	0,00
2021	1,38	0,54	0,39	0,37	0,07	0,00
2022	1,76	0,65	0,54	0,49	0,09	0,00
2023	2,10	0,74	0,66	0,60	0,12	−0,01
Dekubitus	15,17	0,11	2,44	4,18	4,34	4,09
Immobilität	14,95	0,27	3,95	5,18	3,37	2,19
Sturzneigung	5,83	1,02	3,18	1,65	0,24	−0,27
Diabetes	2,62	0,56	1,52	0,66	0,03	−0,14
Stuhlinkontinenz	9,64	−0,98	−3,31	1,17	6,30	6,46
Harninkontinenz	13,22	0,14	2,98	4,62	3,67	1,82
Gebrechlichkeit	4,32	0,35	2,18	1,39	0,42	−0,01
Lähmungen	29,99	0,75	7,68	9,18	6,48	5,90
Atherosklerose	−0,52	0,27	0,54	−0,24	−0,61	−0,47
Dehydration	7,18	−0,35	0,42	2,35	3,13	1,63
Mangelernährung	15,86	0,59	4,67	5,12	3,26	2,22
Harnwegsinfekt	1,03	0,02	0,17	0,36	0,35	0,13
Parkinson	21,56	0,28	5,28	7,55	5,32	3,13
Demenz	35,20	−1,28	1,03	13,50	14,42	7,53
Depression	1,61	0,38	0,94	0,49	0,01	−0,21
Schizophrenie	12,70	2,23	5,85	2,92	1,40	0,31
Epilepsie	9,47	0,41	1,61	1,70	2,29	3,47
Multiple Sklerose	9,48	1,11	3,59	3,38	1,22	0,19
Krebs	1,33	0,34	1,12	0,42	−0,21	−0,32

	gesamt	in PG 1	in PG 2	in PG 3	in PG 4	in PG 5
Herzinfarkt	0,15	0,07	0,44	0,02	−0,21	−0,17
Hirnblutung	8,25	0,17	1,98	2,40	2,28	1,42
Hirninfarkt	2,96	0,39	1,81	1,36	0,22	−0,82
Beckenbruch	8,69	1,49	5,14	2,65	0,15	−0,73
Femurfraktur	13,57	0,85	4,93	4,55	2,88	0,36
Asthma	−0,66	0,06	−0,11	−0,27	−0,23	−0,11
COPD	4,27	0,80	2,54	1,10	0,01	−0,18
Herzinsuffizienz	6,86	0,86	3,82	2,26	0,33	−0,41
Hypertonie	−0,32	0,14	0,15	−0,20	−0,24	−0,17
Infektion	−0,06	−0,01	0,02	0,02	−0,03	−0,05
Suchterkrankung	1,13	0,38	0,64	0,29	−0,02	−0,15
starke Seh- oder Hörbehinderung	−1,68	0,03	−0,26	−0,59	−0,55	−0,32
verzögerte Rekonvaleszenz	0,19	0,10	2,15	0,61	−1,24	−1,42
Intelligenz-minderung	39,57	1,98	14,81	10,64	7,24	4,90
Entwicklungs-störung	21,93	0,66	5,97	8,30	4,40	2,60
sonstige Krank-heiten des Gehirns	4,52	0,25	1,07	0,61	0,66	1,92
Downsyndrom	68,56	−0,17	12,95	30,51	23,20	2,07

Anmerkung: Referenzkategorien: 2017, Männer, Alter 75–84 Jahre, jeweils keine Diagnose im aktuellen oder vorherigen Quartal
Quelle: BARMER-Daten 2016–2023, hochgerechnet auf die Bevölkerung Deutschlands

Tabelle A 4: Regression zur Wahrscheinlichkeit, pflegebedürftig zu sein, nach Versorgungsarten in Prozent

	gesamt	mit Pflegegeld	mit Pflegesachleistung	Behinderteneinrichtung	vollstationäre Dauerpflege
Konstante	4,74	2,52	0,98	−0,04	0,19
Frauen	0,41	−0,16	0,17	−0,04	0,25
Alter 0–14	−5,46	−2,34	−1,18	−0,09	−0,33
Alter 15–59	−6,05	−2,97	−1,23	0,13	−0,36
Alter 60–74	−5,67	−2,88	−1,26	0,12	−0,13
Alter 85+	23,84	7,25	7,31	−0,11	7,13
2018	0,38	0,15	0,02	0,00	0,01
2019	0,66	0,30	0,03	0,00	0,01
2020	1,04	0,53	0,07	0,00	0,01
2021	1,38	0,75	0,09	0,00	0,00
2022	1,76	1,01	0,10	0,00	0,00
2023	2,10	1,24	0,12	0,00	0,01
Dekubitus	15,17	2,23	6,52	−0,02	6,33
Immobilität	14,95	4,24	5,82	−0,16	4,79
Sturzneigung	5,83	2,84	1,61	−0,06	0,43
Diabetes	2,62	1,84	0,53	−0,06	−0,24
Stuhlinkontinenz	9,64	−1,57	3,31	0,77	8,10
Harninkontinenz	13,22	3,18	3,68	0,60	5,65
Gebrechlichkeit	4,32	1,73	1,50	−0,08	0,83
Lähmungen	29,99	16,07	6,57	2,04	4,56
Atherosklerose	−0,52	0,84	−0,33	−0,04	−1,26
Dehydration	7,18	−0,56	4,16	−0,27	4,20
Mangelernährung	15,86	6,00	5,23	−0,01	4,07
Harnwegsinfekt	1,03	0,26	0,72	−0,08	0,11
Parkinson	21,56	11,72	5,13	−0,24	4,68
Demenz	35,20	6,24	5,94	0,01	24,32
Depression	1,61	0,97	0,29	−0,17	0,14
Schizophrenie	12,70	1,02	2,03	2,61	4,90
Epilepsie	9,47	4,27	0,95	1,75	2,10
Multiple Sklerose	9,48	7,14	1,94	−0,68	−0,03
Krebs	1,33	2,14	0,03	−0,05	−1,12

	gesamt	mit Pflegegeld	mit Pflegesachleistung	Behinderteneinrichtung	vollstationäre Dauerpflege
Herzinfarkt	0,15	1,00	−0,10	−0,04	−0,78
Hirnblutung	8,25	3,79	3,10	−1,15	2,36
Hirninfarkt	2,96	1,37	1,23	−0,85	0,82
Beckenbruch	8,69	3,19	3,45	−0,03	0,63
Femurfraktur	13,57	2,16	4,63	0,03	5,93
Asthma	−0,66	0,00	−0,23	−0,09	−0,40
COPD	4,27	3,05	0,79	0,00	−0,36
Herzinsuffizienz	6,86	3,34	2,08	−0,05	0,64
Hypertonie	−0,32	−0,05	−0,10	−0,04	−0,26
Infektion	−0,06	−0,07	0,04	−0,01	−0,01
Suchterkrankung	1,13	0,08	0,16	−0,03	0,55
starke Seh- oder Hörbehinderung	−1,68	−0,17	−0,69	0,04	−0,89
verzögerte Rekonvaleszenz	0,19	0,67	2,54	−0,17	−2,96
Intelligenzminderung	39,57	11,34	0,26	27,17	−1,13
Entwicklungsstörung	21,93	20,61	−0,34	1,57	−0,57
sonstige Krankheiten des Gehirns	4,52	2,32	0,69	1,57	−0,31
Downsyndrom	68,56	46,43	0,52	22,46	−0,70

Anmerkung: Referenzkategorien: 2017, Männer, Alter 75–84 Jahre, jeweils keine Diagnose im aktuellen oder vorherigen Quartal
Quelle: BARMER-Daten 2016–2023, hochgerechnet auf die Bevölkerung Deutschlands

Tabelle A 5: ICD-Kodierungen

Diagnosen	ICD-Kodierung
Dekubitus	L89, L97, I83.0, I83.2, L98.4
Immobilität	M96.8, M62.3, M62.5
Sturzneigung	R26, R42, H81, H82, I67.2, I67.3, I67.4, I67.9, R29.6, I67.88
Diabetes	E10, E11, E12, E13, E14
Stuhlinkontinenz	R15
Harninkontinenz	R32, N39.3, N39.4
Gebrechlichkeit	R54
Lähmungen	G80, G81, G82, G83
Atherosklerose	I70
Dehydration	E86
Mangelernährung	R64, E4
Harnwegsinfekt	N10, N30.0, N30.9, N39.0
Parkinson	G20
Demenz	F00, F01, F02, F03, G30, G31.0, G31.1, G318.2
Depression	F32, F33, F34.1
Schizophrenie	F2
Epilepsie	G40, G41
Multiple Sklerose	G35
Krebs	C
Herzinfarkt	I21, I22
Hirnblutung	I61
Hirninfarkt	I63
Beckenbruch	S32
Femurfraktur	S72
Asthma	J45
COPD	J44
Herzinsuffizienz	I50
Hypertonie	I10, I11, I12, I13, I14, I15
Infektion	A, B
Suchterkrankung	F1
starke Seh- oder Hörbehinderung	H53, H54, H25, H28, H90, H91, H52.4

verzögerte Rekonvaleszenz	Z54
Intelligenzminderung	F7
Entwicklungsstörung	F83, F84, F89
sonstige Krankheiten des Gehirns	G93
Downsyndrom	Q90

Verzeichnisse

Verzeichnisse

Abkürzungsverzeichnis und Glossar

AWO	Arbeiterwohlfahrt
bifg	BARMER Institut für Gesundheitssystemforschung
BiVA	Bundesinteressenvertretung für alte und pflegebetroffene Menschen e. V.
BKSB	Bundesverband der kommunalen Senioren- und Behinderteneinrichtungen e. V.
BMG	Bundesministerium für Gesundheit
COPD	Chronische obstruktive Lungenkrankheit
DBfK	Deutscher Berufsverband für Pflegeberufe
DGB	Deutscher Gewerkschaftsbund
EEE	Einrichtungseinheitlicher Eigenanteil
FDZ-StaBu	Forschungsdatenzentrum der Statistischen Ämter des Bundes und der Länder
GKV	Gesetzliche Krankenversicherung
GKV-SV	GKV-Spitzenverband
GVWG	Gesundheitsversorgungsweiterentwicklungsgesetz vom 11. Juli 2021
IGES	Institut für Gesundheits- und Sozialforschung
MD	Medizinischer Dienst
MD-Bund	Medizinischer Dienst Bund

MDS	Medizinischer Dienst des Spitzenverbands Bund der Krankenkassen
MuG	Möglichkeiten und Grenzen selbständiger Lebensführung
PEA	Personen mit erheblich eingeschränkter Alltagskompetenz
PeBeM-Projekt	Projekt zur Personalbemessung in der vollstationären Langzeitpflege
Pfk	Pflegefachkräfte
PhmA	Pflegehilfskräfte mit Ausbildung
PhoA	Pflegehilfskräfte ohne Ausbildung
PG	Pflegegrad
PKV	Verband der privaten Krankenversicherung e. V.
PPV	Private Pflegepflichtversicherung
PSG II	Zweites Pflegestärkungsgesetz vom 21. Dezember 2015
PUEG	Pflegeunterstützungs- und -entlastungsgesetz vom 19. Juni 2023
SGB	Sozialgesetzbuch
SOEP	Sozio-ökonomisches Panel
SoVD	Sozialverband Deutschland
SPV	Soziale Pflegeversicherung
vdek	Verband der Ersatzkassen
ver.di	Vereinte Dienstleistungsgewerkschaft
VZÄ	Vollzeitäquivalente
WIdO	Wissenschaftliches Institut der AOK

Abbildungsverzeichnis

Tabellenverzeichnis

Literaturverzeichnis

Augurzky, B., Borchert, L., Deppisch, R., Krolop, S., Mennicken, R., Preuss, M., Rothgang, H., Stocker-Müller, M. & Wasem, J. (2008). Heimentgelte bei der stationären Pflege in Nordrhein-Westfalen. Ein Bundesländervergleich. Essen.

BA – Bundesagentur für Arbeit (2024). Statistik. Entgelte nach Berufen im Vergleich. Verfügbar unter: https://statistik.arbeitsagentur.de/DE/Navigation/Statistiken/Interaktive-Statistiken/Entgelte-Berufe/Entgelte-nach-Berufen-im-Vergleich-Nav.html [14.09.2023]

BMG – Bundesministerium für Gesundheit (2017). Leistungsansprüche der Versicherten im Jahr 2017 an die Pflegeversicherung im Überblick. Stand 17. Februar 2017. Verfügbar unter: https://www.bundesgesundheitsministerium.de/fileadmin/Dateien/3_Downloads/Statistiken/Pflegeversicherung/Leistungen/Leistungsbetraege_2017.pdf [03.11.2017]

BMG – Bundesministerium für Gesundheit (2018). Leistungsansprüche der Versicherten im Jahr 2018 an die Pflegeversicherung im Überblick. Stand 26. Januar 2018. Verfügbar unter: https://www.bundesgesundheitsministerium.de/fileadmin/Dateien/3_Downloads/Statistiken/Pflegeversicherung/Leistungen/Leistungsbetraege_2018.pdf [03.05.2018]

BMG – Bundesministerium für Gesundheit (2019). Pflegeleistungen zum Nachschlagen. 5. aktualisierte Auflage, Stand März 2019. Verfügbar unter: https://www.bundesgesundheitsministerium.de/fileadmin/Dateien/5_Publikationen/Pflege/Broschueren/190329_Pflegeleistungen_2019.pdf [09.05.2019]

BMG – Bundesministerium für Gesundheit (2021). Leistungsansprüche der Versicherten im Jahr 2021 an die Pflegeversicherung im Überblick. Stand 5. Mai 2021. Verfügbar unter: https://www.bundesgesundheitsministerium.de/fileadmin/Dateien/3_Downloads/Statistiken/Pflegeversicherung/Leistungen/Leistungsuebersicht_2021_Stand_05.05.2021.pdf [15.07.2022]

BMG – Bundesministerium für Gesundheit (2022). Pflegeleistungen zum Nachschlagen. 10. aktualisierte Auflage, Stand Januar 2022. Verfügbar unter: https://www.bundesgesundheitsministerium.de/fileadmin/user_upload/BMG_Ratgeber-Pflegeleistungen_zum_Nachschlagen_bf_neu.pdf [15.07.2022]

BMG – Bundesministerium für Gesundheit (2023a). Die Finanzentwicklung der sozialen Pflegeversicherung. Ist-Ergebnisse ohne Rechnungsabgrenzung. Verfügbar unter: https://www.bundesgesundheitsministerium.de/fileadmin/Dateien/3_Downloads/ Statistiken/Pflegeversicherung/Finanzentwicklung/03-Finanzentwicklung-der-sozialen-Pflegeversicherung__2022_bf.pdf [21.08.2023]

BMG – Bundesministerium für Gesundheit (2023b). Leistungsansprüche der Versicherten im Jahr 2023 an die Pflegeversicherung im Überblick. Stand 31. Januar 2023. Berlin. Verfügbar unter: https://www.bundesgesundheitsministerium.de/fileadmin/ Dateien/3_Downloads/Statistiken/Pflegeversicherung/Leistungen/UEbersicht_ Leistungsbetraege_2023.pdf [09.08.2023]

BMG – Bundesministerium für Gesundheit (2023c). Soziale Pflegeversicherung. Versicherte der GKV und der SPV nach Altersgruppen und Geschlecht am 1.7.2022. Berlin. Verfügbar unter: https://www.bundesgesundheitsministerium.de/fileadmin/ Dateien/3_Downloads/Statistiken/Pflegeversicherung/Leistungsempfaenger/2022 _Versicherte.pdf [12.09.2023]

BMG – Bundesministerium für Gesundheit (2024a). Die Finanzentwicklung der sozialen Pflegeversicherung. Ist-Ergebnisse ohne Rechnungsabgrenzung. Berlin. Verfügbar unter: https://www.bundesgesundheitsministerium.de/fileadmin/Dateien/3_Downloads/Statistiken/Pflegeversicherung/Finanzentwicklung/03-Finanzentwicklung-der-sozialen-Pflegeversicherung__2023_bf.pdf [03.07.2024]

BMG – Bundesministerium für Gesundheit (2024b). Kabinett beschließt die Einführung einer neuen Pflegefachassistenzausbildung. Einigung auf bundesweit einheitliche Ausbildung ab 2027. Verfügbar unter: https://www.bundesgesundheitsministerium.de/presse/pressemitteilungen/pflegeassistenzgesetz-pm-04-09-2024 [11.09.2024]

BMG – Bundesministerium für Gesundheit (2024c). Zahlen und Fakten zur Pflegeversicherung. Stand Juli 2024. Berlin. Verfügbar unter: https://www.bundesgesundheitsministerium.de/fileadmin/Dateien/3_Downloads/Statistiken/Pflegeversicherung/ Zahlen_und_Fakten/Zahlen-Fakten_Pflegeversicherung.pdf [26.07.2024]

Bundesregierung (2019). Konzertierte Aktion Pflege. Vereinbarungen der Arbeitsgruppen 1 bis 5. Verfügbar unter: https://www.bundesgesundheitsministerium.de/fileadmin/Dateien/3_Downloads/K/Konzertierte_Aktion_Pflege/191129_KAP_Gesamt-text__Stand_11.2019_3._Auflage.pdf [07.10.2021]

Bundesregierung (2024a). Bericht der Bundesregierung. Zukunftssichere Finanzierung der sozialen Pflegeversicherung – Darstellung von Szenarien und Stellschrauben möglicher Reformen. Verfügbar unter: https://www.bundesgesundheitsministerium.de/fileadmin/Dateien/5_Publikationen/Pflege/Berichte/Bericht_Zukunftssichere_Finanzierung_der_SPV-2024.pdf [11.09.2024]

Bundesregierung (2024b). Entwurf eines Gesetzes über die Einführung einer bundesein-heitlichen Pflegefachassistenzausbildung (Pflegefachassistenzeinführungsgesetz). Kabinettsvorlage. Berlin. Verfügbar unter: https://www.bundesgesundheitsministe-rium.de/fileadmin/Dateien/3_Downloads/Gesetze_und_Verordnungen/GuV/P/Kabinettvorlage_Pflegefachassistenzeinfuehrungsgesetz.pdf [11.09.2024]

CareVor9 (2024a). Lauterbach packt versprochene Pflegereform nicht mehr an. Verfügbar unter: https://www.carevor9.de/care-inside/lauterbach-packt-versprochene-pfleg-ereform-nicht-mehr-an [11.09.2024]

CareVor9 (2024b). Lauterbach will eine Obergrenze für Eigenanteil prüfen. Verfügbar unter: https://www.carevor9.de/care-inside/lauterbach-will-eine-obergrenze-fu-er-eigenanteil-pruefen [11.09.2024]

Caritas Deutschland (2024). Pressemitteilung: Caritas-Erhebung: Lebenszeit in Pflege-einrichtungen immer kürzer. Erschienen am 04.01.2024. Berlin. Verfügbar unter: https://www.caritas.de/presse/pressemeldungen-dcv/caritas-erhebung-lebens-zeit-in-pflegeeinrichtungen-immer-kuerzer-44fe4abe-4ad1-418d-80cd-c97c876 18a0d [04.01.2024]

Darmann-Finck, I. (2021). Entwicklung eines Qualifikationsmixmodells (QMM) für die stationäre Langzeitpflege als Grundlage für Personalbemessungsinstrumente. Zeit-schrift für Evidenz, Fortbildung und Qualität im Gesundheitswesen, 164, 61–69.

Der Paritätische Gesamtverband (2024). Pflege? Aber sicher! Mit der solidarischen Pfle-gevollversicherung. Verfügbar unter: https://www.der-paritaetische.de/presse-kam-pagnen/pflege-aber-sicher/ [11.09.2024] dpa – Deutsche Presseagentur (2024). Scholz kündigt zügige Pflegereform an, aerzteblatt.de. Verfügbar unter: https://www.aerzteblatt.de/nachrichten/151808/Scholz-kuendigt-zuegige-Pflegereform-an [11.09.2024].

FDZ-StaBu – Forschungsdatenzentrum der Statistischen Ämter des Bundes und der Länder (2023). Pflegestatistik 2017–2021. doi: 10.21242/22411.2021.00.02.1.1.0.

Geiss, S., Pupeter, M. & Schneekloth, U. (2019). Wissenschaftliche Evaluation der Umstellung des Verfahrens zur Feststellung der Pflegebedürftigkeit (§ 18c Abs. 2 SGB XI). Los 2: Allgemeine Befragungen. München.

GKV-SV – GKV-Spitzenverband (Hrsg.) (2023a). Gesundheitsverläufe im Alter – Wege in die Pflegebedürftigkeit. Schriftenreihe Modellprogramm zur Weiterentwicklung der Pflegeversicherung. Band 20. Berlin.

GKV-SV – GKV-Spitzenverband (2023b). Gemeinsame Empfehlungen nach § 113c Absatz 4 SGB XI zum Inhalt der Rahmenverträge nach § 75 Absatz 1 SGB XI i. V. m. § 113c Absatz 5 SGB XI in der vollstationären Pflege vom 22.02.2023. Berlin. Verfügbar unter: https://www.gkv-spitzenverband.de/media/dokumente/pflegeversicherung/richtlinien__vereinbarungen__formulare/rahmenvertraege__richlinien_und_bundesempfehlungen/2023_02_22_Empfehlungen_nach_113c_Abs_4_SGB_XI.pdf [25.08.2023]

Gräßel, E. (1998). Häusliche Pflege dementiell und nicht dementiell Erkrankter. Teil II: Gesundheit und Belastung der Pflegenden. Zeitschrift für Gerontologie und Geriatrie, 31 (1), 57–62.

Hoffmann, F. & Koller, D. (2017). Verschiedene Regionen, verschiedene Versichertenpopulationen? Soziodemografische und gesundheitsbezogene Unterschiede zwischen Krankenkassen. Das Gesundheitswesen, 79 (1), 1–9.

Kaufmann, M. (2024). Interview mit Heinz Rothgang. „Das ist eine Bankrotterklärung. So kann man als Minister nicht agieren". Verfügbar unter: https://www.spiegel.de/wirtschaft/pflege-gesundheitsoekonom-ueber-karl-lauterbachs-politik-das-ist-eine-bankrotterklaerung-a-339342ac-dc6c-417f-bce2-580d5b4efbf5 [11.09.2024]

Kretschmer, M. & Laumann, K.-J. (2024). Dringender Reformbedarf bei der Pflegeversicherung: Die Untätigkeit der Ampel belastet Bürger und Kommunen. Verfügbar unter: https://www.cdu-sachsen.de/Dateien/pflegepapier-michael-kretschmer-und-karl-josef-laumann/17549023 [11.09.2024]

Lenzen, J. & Evans-Borchers, M. (2023). „Tariftreue in der Altenpflege". Expertise zur Umsetzung des Gesetzes zur Weiterentwicklung der Gesundheitsversorgung (GVWG) in Nordrhein-Westfalen. Studie im Auftrag des Ministeriums für Arbeit, Gesundheit und Soziales des Landes Nordrhein-Westfalen (MAGS NRW). Gelsenkirchen. Verfügbar unter: https://www.iat.eu/aktuell/veroeff/2024/Tariftreue_in_der_Altenpflege_Evans-Borchers_Lenzen.pdf [08.09.2024]

MD-Bund – Medizinischer Dienst Bund (2024). Begutachtungen 2023. Daten auf Anfrage.

MDS – Medizinischer Dienst des Spitzenverbandes Bund der Krankenkassen e. V. (2013). Begutachtungen des Medizinischen Dienstes für die Pflegeversicherung. Pflegebericht 2011/2012. Essen.

MEDICPROOF (2024). Zahlen, Daten, Fakten 2023. Köln. Verfügbar unter: https://www.medicproof.de/fileadmin/user_upload/ZDF/ZDF-23.pdf [27.06.2024]

Ochmann, R. & Sonnenberger, D. (2024). Finanzentwicklung der sozialen Pflegeversicherung. Berechnungen zu den finanziellen Auswirkungen verschiedener Stellschrauben auf die langfristige Finanzentwicklung der sozialen Pflegeversicherung (SPV). Bericht für die interministerielle AG „Zukunftssichere Finanzen der SPV" unter Leitung des Bundesministeriums für Gesundheit. Berlin. Verfügbar unter: https://www.iges.com/e6/e1621/e10211/e59145/e73224/e73225/e73227/attr_objs73253/Bericht-Anlage_2-IGES-Bericht_Stellschrauben_der_langfristigen_Finanzentwicklung_der_SPV_ger.pdf [11.09.2024]

PKV – Verband der privaten Krankenversicherung (2024). PKV-Zahlenportal. Verfügbar unter: https://www.pkv-zahlenportal.de [12.03.2024]

RND – RedaktionsNetzwerk Deutschland (2024). „Es gibt ein akutes Problem in der Pflegeversicherung". Gesundheitsminister Karl Lauterbach im Interview über Finanzierung der Pflege und steigende Beiträge. Verfügbar unter: https://www.rnd.de/politik/gesundheitsminister-karl-lauterbach-im-interview-ueber-finanzierung-der-pflege-und-steigende-Y4YWEVSRI5GMXDCQECWR3IFFXQ.html [11.09.2024]

Roth, G. & Rothgang, H. (2001). Sozialhilfe und Pflegebedürftigkeit: Analyse der Zielerreichung und Zielverfehlung der Gesetzlichen Pflegeversicherung nach fünf Jahren. Zeitschrift für Gerontologie und Geriatrie, 34 (4), 292–305.

Rothgang, H. & Domhoff, D. (2019). Die Pflegebürgerversicherung als Vollversicherung. Beitragssatz- und Verteilungseffekte bei Umwandlung der Pflegeversicherung in eine Bürgerversicherung mit Vollversicherung. Working Paper Forschungsförderung Nummer 150. Düsseldorf. Verfügbar unter: https://www.boeckler.de/fpdf/HBS-007293/p_fofoe_WP_150_2019.pdf [17.10.2024]

Rothgang, H., Görres, S., Darmann-Finck, I., Wolf-Ostermann, K., Becke, G., Brannath, W., Cordes, J., Fünfstück, M., Heinze, F., Kalwitzki, T., Stolle, C., Kloep, S., Krempa, A., Matzner, L., Zenz, C. & Sticht, S. (2020a). Abschlussbericht im Projekt Entwicklung und Erprobung eines wissenschaftlich fundierten Verfahrens zur einheitlichen Bemessung des Personalbedarfs in Pflegeeinrichtungen nach qualitativen und quantitativen Maßstäben gemäß § 113c SGB XI (PeBeM). Bremen.

Rothgang, H., Heinze, F., Kalwitzki, T. & Wagner, C. (2023). Hilfe zur Pflege in Pflegeheimen – Zukünftige Entwicklung unter Berücksichtigung der aktuellen Reformmaßnahmen. Aktualisierung einer Expertise im Auftrag der DAK-Gesundheit. Bremen. Verfügbar unter: https://caas.content.dak.de/caas/v1/media/40624/data/25274f1895a1be08c0ffbd1e769b620a/dak-expertise-hilfe-fuer-pflege-2023-pdf.pdf [18.08.2024]

Rothgang, H. & Kalwitzki, T. (2015). Pflegestärkungsgesetz II – eine erstaunlich großzügige Reform. Gesundheits- und Sozialpolitik – Zeitschrift für das gesamte Gesundheitswesen, 69 (5), 46–54.

Rothgang, H., Kalwitzki, T., Müller, R., Runte, R. & Unger, R. (2015). BARMER GEK Pflegereport 2015. Schwerpunkt: Pflegen zu Hause. Siegburg.

Rothgang, H., Kalwitzki, T., Müller, R., Runte, R. & Unger, R. (2016). BARMER GEK Pflegereport 2016. Siegburg.

Rothgang, H. & Müller, R. (2018). BARMER Pflegereport 2018. Schwerpunkt Gesundheit pflegender Angehöriger. Berlin.

Rothgang, H. & Müller, R. (2019). BARMER Pflegereport 2019. Ambulantisierung der Pflege. Berlin.

Rothgang, H. & Müller, R. (2021). BARMER Pflegereport 2021. Wirkungen der Pflegereformen und Zukunftstrends. Berlin.

Rothgang, H. & Müller, R. (2022). BARMER Pflegereport 2022. Stationäre Versorgung und COVID-19. Berlin.

Rothgang, H. & Müller, R. (2023). BARMER Pflegereport 2023. Pflegebedürftige im Krankenhaus. Berlin.

Rothgang, H., Müller, R. & Preuß, B. (2020b). BARMER Pflegereport 2020. Belastungen der Pflegekräfte und ihre Folgen. Berlin.

Rothgang, H., Müller, R., Runte, R. & Unger, R. (2017). BARMER Pflegereport 2017. Schriftenreihe zur Gesundheitsanalyse, Band 5. Siegburg.

Rothgang, H., Müller, R. & Unger, R. (2013). BARMER GEK Pflegereport 2013. Schwerpunktthema: Rehabilitation und Pflege. Siegburg.

Rothgang, H., Müller, R. & Unger, R. (2014). Regionale Unterschiede in der Langzeitpflege. In Knieps, F. & Pfaff, H. (Hrsg.). Gesundheit in Regionen. BKK Gesundheitsreport 2014 (S. 72–80). Berlin.

Rothgang, H., Müller, R., Unger, R., Weiß, C. & Wolter, A. (2012). BARMER GEK Pflegereport 2012. Schwerpunktthema: Kosten bei Pflegebedürftigkeit. Siegburg.

Rothgang, H. & PeBeM-Projektteam (2021). Personalbemessung für stationäre Pflegeeinrichtungen – Projektergebnisse und Perspektiven für die Zukunft. In GKV-Spitzenverband (Hrsg.). Schriftenreihe Modellprogramm zur Weiterentwicklung der Pflegeversicherung, Band 19 (S. 177–187). Berlin.

Schäufele, M., Köhler, L., Teufel, S. & Weyerer, S. (2005). Betreuung von demenziell erkrankten Menschen in Privathaushalten: Potenziale und Grenzen. In Schneekloth, U. & Wahl, H. W. (Hrsg.). Möglichkeiten und Grenzen selbständiger Lebensführung in privaten Haushalten (MuG III). Repräsentativbefunde und Vertiefungsstudien zu häuslichen Pflegearrangements, Demenz und professionellen Versorgungsangeboten. (S. 99–144). München.

Schneekloth, U., Geiss, S., Pupeter, M., Rothgang, H., Kalwitzki, T. & Müller, R. (2017). Abschlussbericht. Studie zur Wirkung des Pflege-Neuausrichtungs-Gesetzes (PNG) und des ersten Pflegestärkungsgesetzes (PSG I) im Auftrag des Bundesministeriums für Gesundheit. München.

Schneekloth, U. & von Törne, I. (2007). Entwicklungstrends in der stationären Versorgung – Ergebnisse der Infratest-Repräsentativerhebung. In Schneekloth, U. & Wahl, H. W. (Hrsg.). Möglichkeiten und Grenzen selbständiger Lebensführung in stationären Einrichtungen (MuG IV) – Demenz, Angehörige und Freiwillige, Versorgungssituation sowie Beispiele für „Good Practice" (S. 53–168). München.

Schütz, J., Redlich, M.-C. & Fischer, F. (2024). Pflegebedürftigkeit analysieren – Potential der Daten aus Pflegebegutachtungen des Medizinischen Dienstes Bayern für Public Health-Forschung und -Praxis. Gesundheitswesen (86), 371–379.

Schwinger, A. & Zok, K. (2024). Häusliche Pflege im Fokus: Eigenleistungen, Belastungen und finanzielle Aufwände. WdOmonitor, 1, 1–12.

SPD, BÜNDNIS 90/DIE GRÜNEN & FDP (2021). Mehr Fortschritt wagen – Bündnis für Freiheit, Gerechtigkeit und Nachhaltigkeit. Koalitionsvertrag 2021–2025 zwischen SPD, BÜNDNIS 90/DIE GRÜNEN und FDP. Berlin. Verfügbar unter: https://www.spd.de/fileadmin/Dokumente/Koalitionsvertrag/Koalitionsvertrag_2021-2025.pdf [25.11.2021]

Statistisches Bundesamt (2018). Pflegebedürftige (absolut, je 100.000 Einwohner, in Prozent). Gliederungsmerkmale: Jahre, Region, Alter, Geschlecht, Pflegestufe, Art der Betreuung. Verfügbar unter: www.gbe-bund.de [26.01.2021]

Statistisches Bundesamt (2020). Pflegestatistik 2019 – Pflege im Rahmen der Pflegeversicherung – Deutschlandergebnisse. Wiesbaden.

Statistisches Bundesamt (2021). Pflegebedürftige (absolut, je 100.000 Einwohner, in Prozent). Gliederungsmerkmale: Jahre, Region, Alter, Geschlecht, Pflegegrad, Art der Betreuung. Verfügbar unter: www.gbe-bund.de [04.03.2022]

Statistisches Bundesamt (2022a). Pflegebedürftige (Anzahl und Quote). Gliederungsmerkmale: Jahre, Region, Alter, Geschlecht. Verfügbar unter: www.gbe-bund.de [12.04.2023]

Statistisches Bundesamt (2022b). Pflegestatistik 2021 – Pflege im Rahmen der Pflegeversicherung – Deutschlandergebnisse. Wiesbaden.

Statistisches Bundesamt (2022c). Pflegestatistik – Pflege im Rahmen der Pflegeversicherung – Standardtabellen. Wiesbaden.

Statistisches Bundesamt (2022d). Statistik der Kriegsopferfürsorge. Ausgaben und Einnahmen. Empfänger/-innen 2020. Wiesbaden.

Statistisches Bundesamt (2022e). Wirtschaftsrechnungen. Laufende Wirtschaftsrechnungen. Einkommen, Einnahmen und Ausgaben privater Haushalte – Fachserie 15 Reihe 1 – 2021. Wiesbaden.

Statistisches Bundesamt (2023a). Bevölkerung zum Stichtag 31.12. Jahre, Region, Alter, Geschlecht, Nationalität (Grundlage Zensus 2011) 2011–2022. Verfügbar unter: http://gbe-bund.de [21.07.2023]

Statistisches Bundesamt (2023b). Empfängerinnen und Empfänger von Hilfe zur Pflege insgesamt, nach Ort der Leistungserbringung und Geschlecht im Zeitvergleich am 31.12. Stand Oktober 2023. Verfügbar unter: https://www.destatis.de/DE/Themen/Gesellschaft-Umwelt/Soziales/Sozialhilfe/Tabellen/liste-hilfe-pflege.html [12.03.2024]

Statistisches Bundesamt (2024a). Ausgaben und Einnahmen der Sozialhilfe in Deutschland im Laufe des Berichtsjahres. Länderübersicht über die Nettoausgaben der Hilfe zur Pflege sowie Ort der Leistungserbringung. Datentabellen ab 2017 auf Anfrage. Statistisches Bundesamt. Wiesbaden.

Statistisches Bundesamt (2024b). Fortschreibung des Bevölkerungsstandes. Verfügbar unter: https://www-genesis.destatis.de/genesis/online?operation=statistic&levelindex=0&levelid=1721113595789&code=12411 [16.07.2024]

Statistisches Bundesamt (2024c). Gestorbene: Deutschland, Jahre, Geschlecht, Altersjahre. Verfügbar unter: https://www-genesis.destatis.de [05.04.2024]

Statistisches Bundesamt (2024d). Statistischer Bericht – Sterbefälle nach Tagen, Wochen und Monaten – 2020 bis 2024. Stand 26. März 2024. Verfügbar unter: https://www.destatis.de/DE/Themen/Gesellschaft-Umwelt/Bevoelkerung/Sterbefaelle-Lebenserwartung/Publikationen/Downloads-Sterbefaelle/statistischer-bericht-sterbefaelle-tage-wochen-monate-aktuell-5126109.xlsx?__blob=publicationFile [05.04.2024]

Statistisches Bundesamt (2024e). Sterbetafeln und Lebenserwartung. Verfügbar unter: https://www.destatis.de/DE/Themen/Gesellschaft-Umwelt/Bevoelkerung/Sterbefaelle-Lebenserwartung/Methoden/sterbetafeln-lebenserwartung.html [06.09.2024]

tagesschau (2024). Versicherung fehlen Milliarden. Lauterbach kündigt weitere Pflegereform an. Verfügbar unter: https://www.tagesschau.de/inland/innenpolitik/lauterbach-pflegereform-100.html [11.09.2024]

Unger, R., Giersiepen, K. & Windzio, M. (2015). Pflegebedürftigkeit im Lebensverlauf. Der Einfluss von Familienmitgliedern und Freunden als Versorgungsstrukturen auf die funktionale Gesundheit und Pflegebedürftigkeit im häuslichen Umfeld. In Hank, K. & Kreyenfeld, M. (Hrsg.). Social Demography – Forschung an der Schnittstelle von Soziologie und Demographie. Sonderheft 55 der Kölner Zeitschrift für Soziologie und Sozialpsychologie (S. 193–215). Opladen/Wiesbaden.

Unger, R. & Rothgang, H. (2010). Häusliche Hilfe- und Pflegebedürftigkeit in Ost- und Westdeutschland: Die Bedeutung des Einkommens bei der Erklärung von Strukturunterschieden. In Krause, P. & Ostner, I. (Hrsg.). Leben in Ost- und Westdeutschland: Eine sozialwissenschaftliche Bilanz der deutschen Einheit 1990–2010 (S. 617–631). Frankfurt a. M.

van den Bussche, H., Heinen, I., Koller, D., Wiese, B., Hansen, H., Schäfer, I., Scherer, M., Glaeske, G. & Schön, G. (2013). Die Epidemiologie von chronischen Krankheiten und Pflegebedürftigkeit. Zeitschrift für Gerontologie und Geriatrie.

vdek – Verband der Ersatzkrankenkassen (2022a). Darstellung der Eigenanteile in der stationären Pflege im Januar und Juli 2022. Berlin. Verfügbar unter: https://www.vdek.com/content/dam/vdeksite/vdek/presse/pm/2022/darstellungen_eigenanteile_stationaere_pflege_januar_juli_2022.pdf [28.09.2022]

vdek – Verband der Ersatzkrankenkassen (2022b). SPV – Finanzierung der vollstationären Pflege. Leistungen der sozialen Pflegeversicherung und Eigenanteil in EUR. 1. Januar 2022. Berlin. Verfügbar unter: https://www.vdek.com/content/dam/vdek-site/vdek/daten/f_pflegeversicherung/spv_pflegekosten_eigenanteil_nach_pfle-gestufen_saeulen.jpg [21.01.2022]

WIdO – Wissenschaftliches Institut der AOK (2024). Entwicklung der Eigenanteile in der vollstationären Pflege. Stand 06/2024. Berlin. Verfügbar unter: https://www.wido.de/fileadmin/Dateien/Dokumente/Forschung_Projekte/Pflege/Finanzierung_06_2024/Abbildungen_Entwicklung_der_Eigenanteile_in_der_vollstationaeren_Pflege_Stand_30.06.2024.pdf [18.08.2024]

Autorenverzeichnis

Rolf Müller, Dr., wissenschaftlicher Mitarbeiter in der Abteilung Gesundheit, Pflege und Alterssicherung des SOCIUM – Forschungszentrum Ungleichheit und Sozialpolitik – an der Universität Bremen.

Heinz Rothgang, Prof. Dr., Leiter der Abteilung Gesundheit, Pflege und Alterssicherung des SOCIUM – Forschungszentrum Ungleichheit und Sozialpolitik – an der Universität Bremen.